随时随地
宅人的懒瑜伽

U0332681

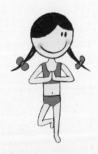

陈莉容 编著

四川出版集团·四川科学技术出版社

·成都·

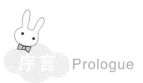

序言 Prologue

且把沉重放下

宅人，好静，常呆在家中，最亲密的好友是网络和电脑。夜猫子，吃货，热爱简单的事物。他们不凑热闹、不扎堆，在喧嚣的世界中坚持纯粹和本真。做为一个宅人，最大的噩梦就是突然要出门见人！头发毛躁，脸色憔悴，更糟糕的是发现柜子里的衣服全都小了一圈……

《随时随地：宅人的懒瑜伽》是专为宅人、懒人、"沙发土豆"们设计的瑜伽书，针对宅人普遍困扰的小病痛、多发疾病和保养问题，结合宅人一族的兴趣爱好、生活习惯、体质特征，精选最适合宅人练习的70个瑜伽体式。

《宅人瑜伽》摒弃了常规的瑜伽教学法，以Q萌生动的手绘插画将生涩复杂的瑜伽科学阐述得风趣幽默；体式教程则以高清实拍图分布展示，直观、简明、一目了然；每个瑜伽体式动作都补充了实用小贴士，练习难点精心点拨，就算完全没有瑜伽基础、缺乏运动细胞的"御宅族"也能轻松学会。

全书分为"功能篇"、"时光篇"和"空间篇"。"功能篇"整合了宅人男女最需要的4种功能：美容、纾压、活络和减肥，让你轻松选择最需要的体式，养出好皮肤、好气色、好气质、好体质。在"时光篇"中，本书根据早、中、晚时间段内身体状况、人体需求不同，将瑜伽体式整合成套路方便练习。"空间篇"则全面复原了宅人的一天，卧室赖床、家务活中、读书看报时都能练习，另搭配好吃又健康的瑜伽美食，让你宅得健康、宅得丰富。

你可以躺在沙发上休闲翻阅、只图轻松愉快，也可以认真研读、步步跟学，还可以跟着DVD反复练习。无论是哪种，当宅人邂逅瑜伽，"宅时光"不再百无聊赖，而瑜伽也因你而轻松、随意了许多。

瑜伽是一种生活方式，只要瑜伽与你的生活真正融合在一起，不需要超高难度的瑜伽体式，也可以成为一名真正的瑜伽修行者。把沉重放下，生而为宅人，那就以宅人的方式练习属于自己的瑜伽。

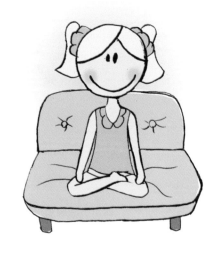

目录CONTENTS

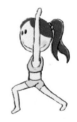

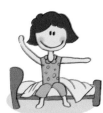

PART 03

早安·午安·晚安，时光瑜伽

Good Morning! Good Afternoon! Good Evening!

PART 04

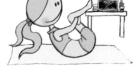

那些年，那个角落，我们在练瑜伽
Here and There, Let's Do Yoga!

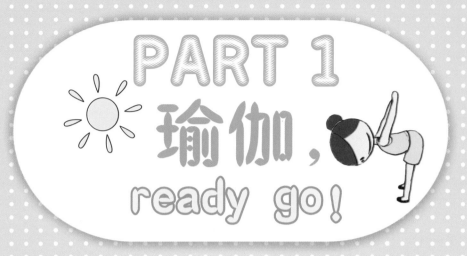

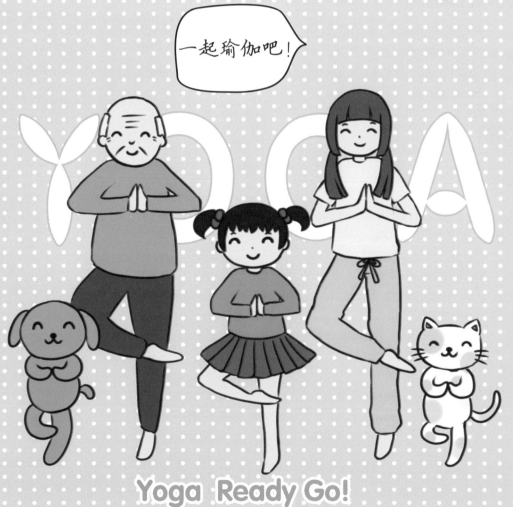

Yoga Ready Go!

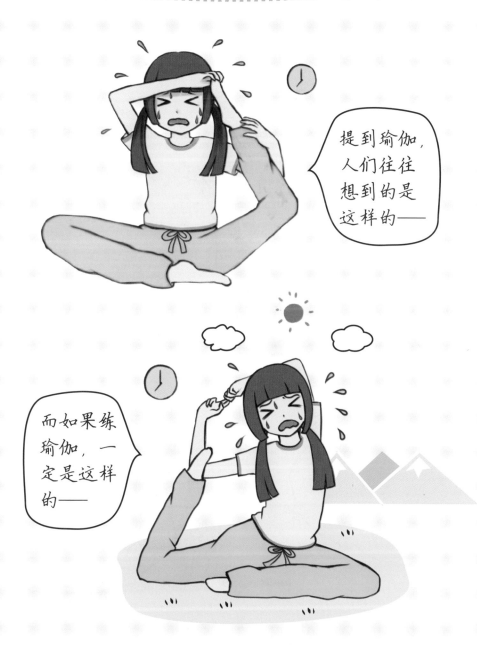

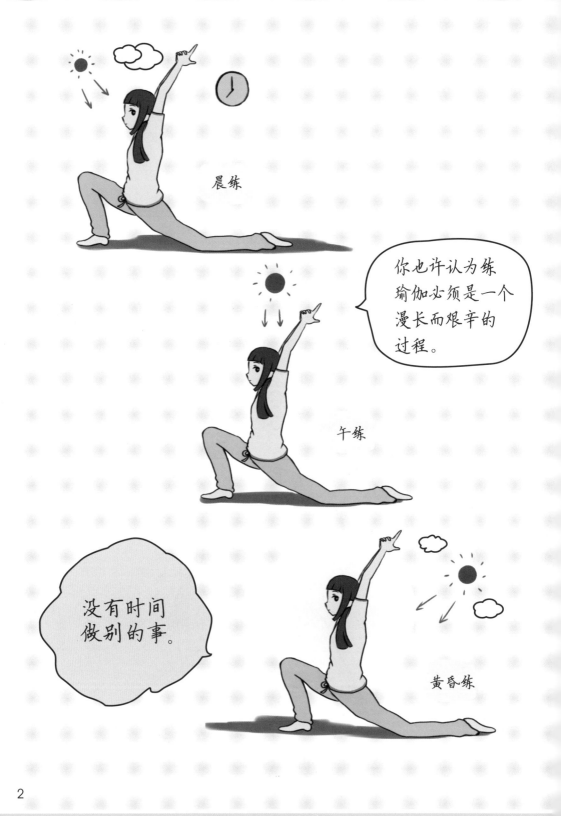

工作那么累，谁还有精力把身体扭来扭去？或者是……你根本没那个时间！

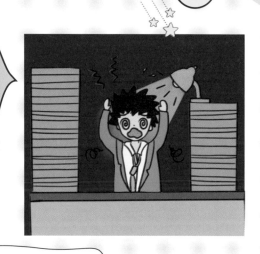

但其实……做瑜伽，你可以的！

它可以是一个呼吸。

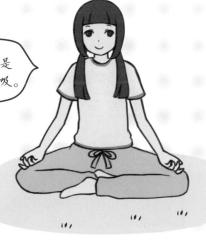

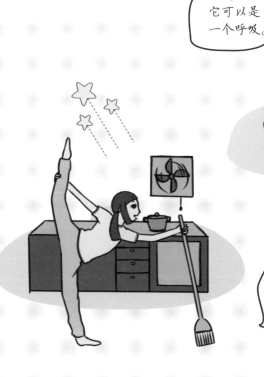

也许只是你忙里偷闲的一个小动作。也许只需要你见缝插针的一瞬间。

3

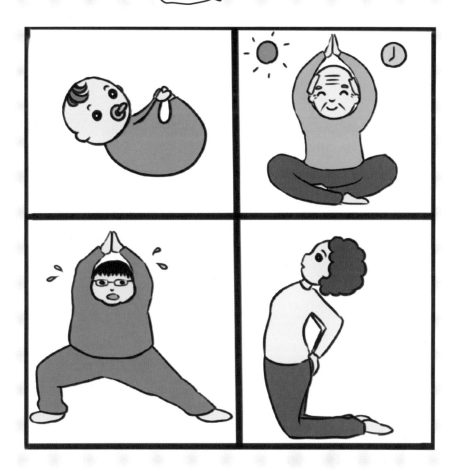

☆ Yoga belongs to everyone.

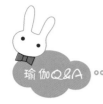

练习前你应该知道的那些事

Q：瑜伽有年龄限制吗？

A：想要快乐的生活、平和的心态、健康的身体，光靠烧香拜佛可没用。任何时候，只要你想，都是开始练习瑜伽的好时机。瑜伽不分年龄、性别、种族，不分任何身体状况，都可以练习。哪怕是躺在病床上活动不了的人，依然可以做瑜伽呼吸练习。由于瑜伽的练习内容非常宽泛，针对身体不同的部位设定不同难度的体式，不同身体状况的人都能找到适合的练习方式。另外，瑜伽体式没有绝对的标准，而是根据每个人身体的能力和现状进行练习，所以任何人都适合做瑜伽。

Q：只有柔韧性很好的人才能练习瑜伽吗？

A：错！初次接触瑜伽的人往往会被一些高难度的瑜伽动作所吸引，但同时也被它吓到，觉得瑜伽一定是身体非常柔韧和灵活的人才能做。但是这种观念是非常错误的。瑜伽不是"竞技"运动，更不是高难度杂耍。"享受快乐、尽力而为"是最好的状态。刻意追求完美反而无法真正体验到精神上的快乐。瑜伽的美感是通过长时间的修炼慢慢达到的，是一种由内到外的美丽，只要你在协调、舒服的状态下完成了体式，就和规范的动作一样达到了效果。

Q：只有柔韧性很好的人才能练习瑜伽吗？

A：瑜伽虽然与坐禅、冥想关系非常紧密，但是它并不是一种宗教，不强求练习者吃素。瑜伽倡导的是一种自然、健康的生活方式，随着练习加深，你会慢慢发现身心都在向着好的方向发展，喜欢更清淡、健康的饮食方式。
练习瑜伽之前最好空腹，但是如果感觉很饿，可以适当吃一点水果，或者喝一杯牛奶。对于血糖偏低的练习者来说，练习前补充一点糖分是必不可少的。

Q: 疼痛是练习瑜伽的必然反应吗？

A: 在初接触瑜伽时，不少练习者生怕动作不到位影响运动效果，所以在身体条件不具备的情况，强迫自己做暂时达不到的动作，结果弄得自己腰酸背痛，甚至不幸摔伤、扭伤。练习瑜伽最重要的是学会自我尊重。当感觉不舒服的时候，最好马上停下来调整。还可以多借助辅助工具帮助完成，如瑜伽带、瑜伽砖等等，多练习几次之后，你会惊喜地发现，自己不需要辅助工具也能轻而易举地完成体式了。

Q: 练习瑜伽需要特别小心的敏感人群有哪些？

A: 瑜伽并不是地摊上包治百病的江湖神药，它也有一定的禁忌。以下便是练习瑜伽需要特别小心的敏感人群：

【禁忌一】：有血液凝固疾病 血液凝固病者，避免练习瑜伽体式。瑜伽的体式需要摆位、肢体伸展扭转，过程中可能导致末梢血流减少，更容易导致血液凝固严重，引发心脏血管疾病。

【禁忌二】： 眼压过高、高度近视眼，不建议头下脚上的倒立体式。前弯或倒立，会增加眼压。

【禁忌三】： 癫痫、大脑皮质受损。瑜伽许多体式会牵扯伸展到颈部，而如果有癫痫或是大脑皮质受损者，前弯后仰按摩颈部的伸展，就可能诱发癫痫发作。

【禁忌四】： 骨质疏松症者，练习要小心。有些瑜伽的体式必须用手或脚等肢体支撑身体的重量，如果有骨质疏松症，很可能因为核心肌群的力量没有训练好，以致手肘支撑的时候，不小心骨折。

【禁忌五】： 怀孕妇女练习瑜伽要小心。虽然现在针对孕妇有所谓的孕妇瑜伽，但是这是指本身练习瑜伽很久的人，如果平时从来不曾练过瑜伽，则建议在怀孕12周以后，医生评估孕期状况良好才练。

【禁忌六】： 脊椎滑脱症、椎间盘突出者，要避免腰部过度弯曲。瑜伽最基本的几个体式中，"拜日式"就是其中之一，练习者必须将腰部往下弯曲，此时有脊椎滑脱症者，可能因为这样的动作而导致脊椎再度滑脱；或是有椎间盘突出者，也可能因为弯腰的动作不慎，而引发下肢神经压迫更严重。

【禁忌七】： 身体状况不佳、大病初愈、骨折初期不宜练习瑜伽体式。瑜伽需要身体状况良好的情况下，才能达到锻炼身体机能及肌群的功效，如果身体状况不好，肌肉、关节、韧带无法发挥力量，练习瑜伽体式的时候，就很容易受伤。

瑜伽的衣着
What should I Wear?

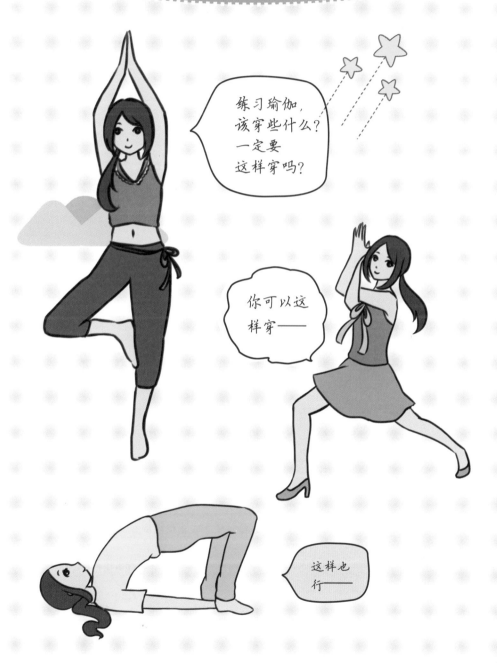

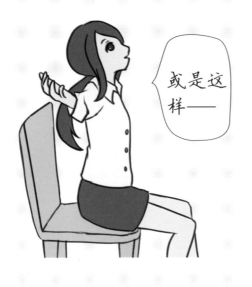

或是这样——

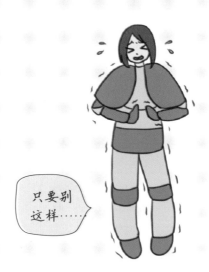

只要别这样……

 瑜伽练习服的最佳选择

　　虽说随时随地都可以练瑜伽，服装的选择并不局限于正式的瑜伽服，但是也并非毫无限制。首先，由于瑜伽体式大多比较柔软，伸展幅度较大，身着太紧身的服装时不适宜练习瑜伽。其次，太贴身的衣物容易束缚手脚，反而不利于动作的延伸。最好能选择舒适、宽松、有良好的透气性的衣服。另外，为了你的美好形象着想，容易走光的衣服也绝对要排除在选择范围外哦！

　　优质的瑜伽服应该具备以下特点：

◎选择吸湿性好的面料，感觉不黏皮肤、清爽透气为最佳。

◎面料要有弹力，而且是双向弹力。因为瑜伽有大量的体式，面料的横弹、竖弹不好的话，就会感觉衣服紧绷、摩擦皮肤。

◎面料不容易起球。瑜伽体式经常与瑜伽垫或者瑜伽铺巾摩擦，大多面料在肘部和膝盖就容易磨出毛球。

◎面料要亲肤、垂顺。瑜伽体式优雅，展现的是整个形体，并对赘肉部位稍加掩饰。

◎瑜伽服是贴身穿着的，所以一定要环保，不能有异味。

瑜伽的地点
Where should I Choose?

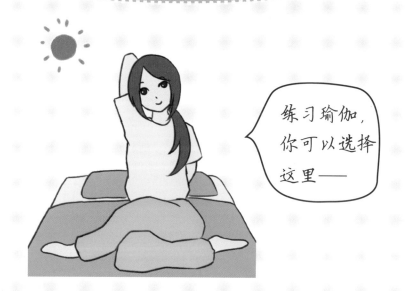

练习瑜伽，你可以选择这里——

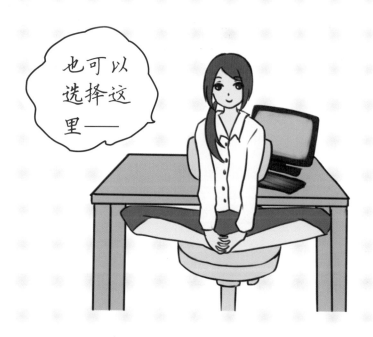

也可以选择这里——

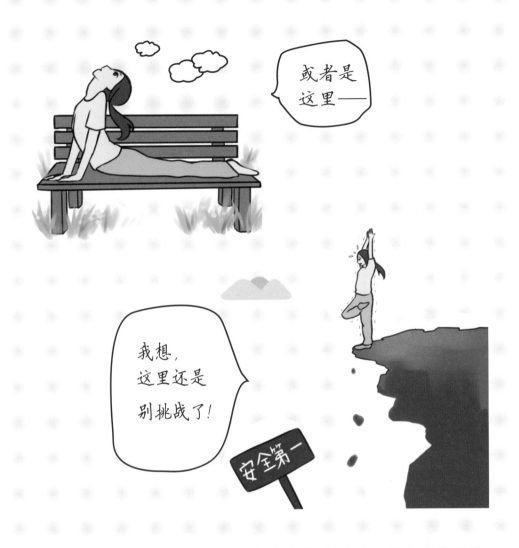

🍬 瑜伽场地选择

◎宅人练习瑜伽，当然还是更倾向于室内咯。在室内练习瑜伽，请注意保持空气的流通，养成时常开窗透风的习惯，这对于瑜伽呼吸练习非常重要。

◎由于瑜伽动作涉及许多柔软动作，练习时难免有挤压肢体、肌肉的状况，所以应避免在坚硬的地板或太软的弹簧床上练习，否则会造成擦伤或因失去重心而受伤。

◎练习时地上需要铺上松软的毯子，柔软度控制在轻松的能保持站立，千万不能让脚下打滑；在练习关于坐式的瑜伽时可以使用蒲席，这样可以有效的防止疲劳。

瑜伽的时间
When should I Choose?

做瑜伽应该选择什么时候？

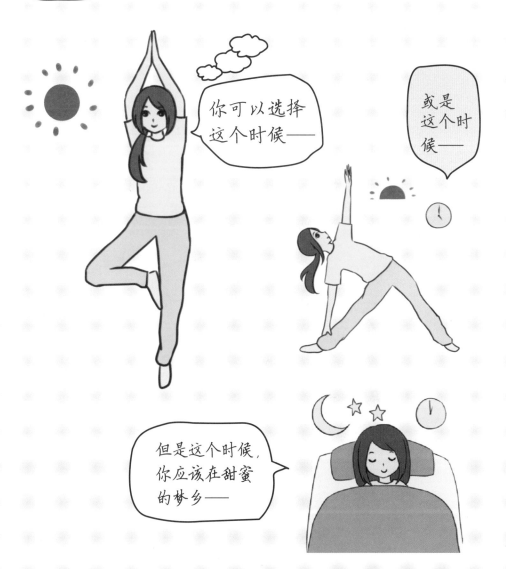

你可以选择这个时候——

或是这个时候——

但是这个时候，你应该在甜蜜的梦乡——

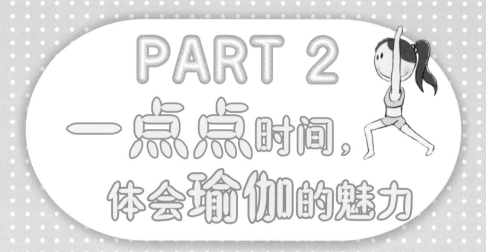

PART 2
一点点时间，
体会瑜伽的魅力

三分钟，能做些什么?

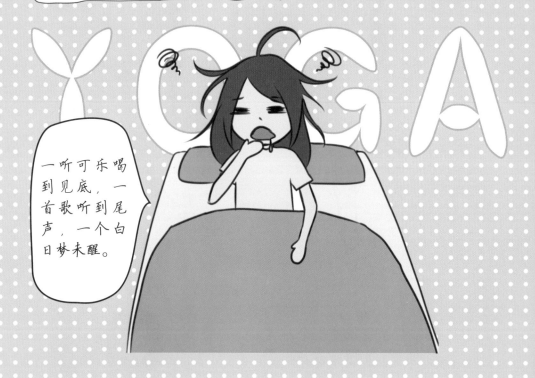

一听可乐喝到见底，一首歌听到尾声，一个白日梦未醒。

Take Some Time to Feel the Charm of Yoga

12

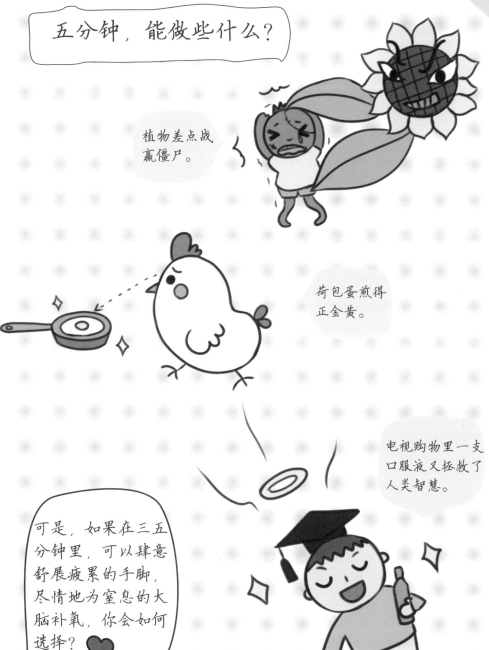

五分钟，能做些什么？

植物差点战赢僵尸。

荷包蛋煎得正金黄。

电视购物里一支口服液又拯救了人类智慧。

可是，如果在三五分钟里，可以肆意舒展疲累的手脚，尽情地为窒息的大脑补氧，你会如何选择？

Take Some Time to Feel the Charm of Yoga

13

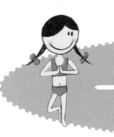

一、一分钟美容瑜伽
One-Minute Yoga for Facial

「很丑吧?很丑吗?
为了更美的你,
大胆"出丑"一分钟!」

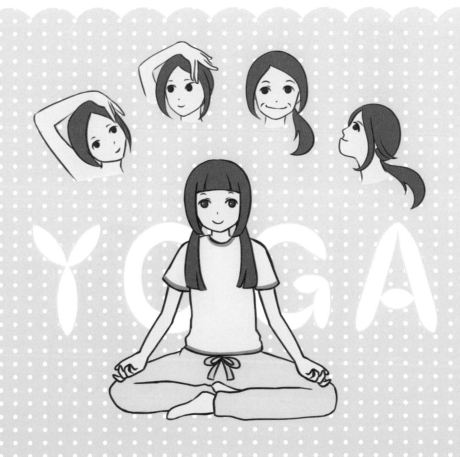

滑稽脸瑜伽

宅女都是脸色黯淡、满脸油光？绝对不是！花上一分钟，做下滑稽脸瑜伽吧！这个动作能放松面部紧张的肌肉，有效预防老化斑纹、消除肿胀，同时改善脸部的血液及淋巴液循环，让你的脸庞自然散发青春光泽。

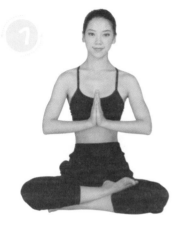

◎ 半莲花坐姿，双手合掌于胸前，将肩胛骨展开，保持骨盘、腰部和背部在同一条直线上，深呼吸几次。

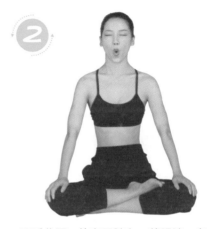

◎ 双手分开，放在双膝上，将眼睛、鼻子、嘴巴全都向脸部中心集中，停住3～5秒，将气息从口和鼻子慢慢地呼出。

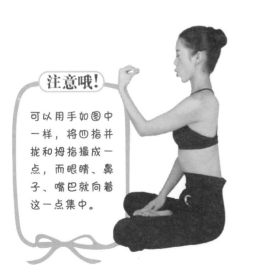

注意哦！

可以用手如图中一样，将四指并拢和拇指撮成一点，而眼睛、鼻子、嘴巴就向着这一点集中。

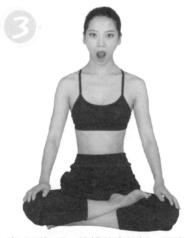

◎ 完成呼气后，放松整个脸部，眼睛、嘴巴、鼻孔都张大到极致，停住3～5秒，然后放松，自然地呼吸。

太阳穴提升法

一觉醒来就看见镜子里惨不忍睹的"灯笼眼"和"水肿脸"，心情顿时跌到了谷底。好吧，是时候疏通淋巴循环系统了。太阳穴提升法直接通过手指按压太阳穴，拉伸肌肤、肌肉，达到促进颈部淋巴系统循环的目的。通过太阳穴提升法，眼角与脸颊的肌肤得到提升，脸部整体轮廓会因此而更加鲜明哦！

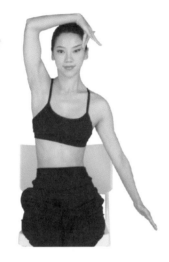

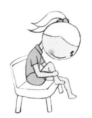

◎端坐姿势，挺起胸膛，进入瑜伽准备状态。缓缓吸气，并慢慢抬起左臂，至斜下方45°处。上扬右臂，同时呼气，弯曲手臂，将右手的无名指置于左外眼角处，并用中指按压太阳穴。

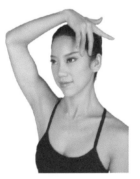

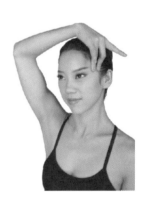

注意哦！

按压太阳穴要从无名指开始。先将右手的无名指置于外眼角处，并轻轻地向上提拉。

注意哦！

然后再将中指轻轻按压在太阳穴上，与无名指同时向上提拉。

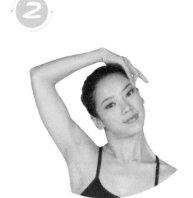
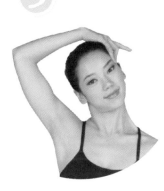
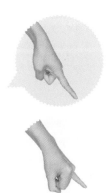

◎头偏向右侧，与左手成一条直线。身体保持着这个姿势，鼻子慢慢地呼出气体，然后左手握拳。

◎缓缓吸气，呼气时轮流伸出左手拇指、食指、小指。

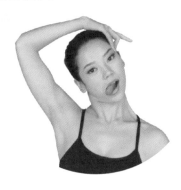

◎伸出舌头，进一步活动面部肌肉。保持头部偏向右侧的状态，向右下方吐出舌头，同时从口中呼出气体。

◎换相反一侧做同样的动作。

 耳后淋巴系统的自我小检查

在进行瑜伽之前，用手指轻轻按压耳垂后侧的凹陷处，如果有些发硬并有疼痛感，那么请在进行"太阳穴提升法"之后，再轻轻按压检测一下，你会发现这里的疼痛减弱了。

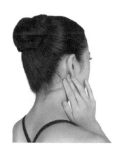

突破仓鱼之脸

大饼脸、双下巴、嘴角下撇什么的最讨厌了！做个鬼脸儿把它们一扫光！这个小动作可以帮助我们预防并消除嘴角下垂，保持上扬状态，同时可以向上牵引下巴，恢复下巴轮廓线的清晰度。这个动作对颈部肌肉也会产生一定刺激，因此可以使我们颈部以及肩膀的曲线更加优美。

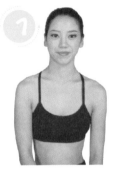

◎用鼻子吸气，同时用下嘴唇轻轻包住上嘴唇，保持嘴角呈上扬状态。

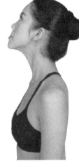

◎在呼气的同时，头稍稍上扬，拉伸颈部，使喉咙产生紧绷感，并保持这个状态。吸气、呼气，然后还原脸部，放松肌肉。

 四种天然护肤品，打造水当当的好肤质

『大米：清洁、保湿、亮肤』

大米富含维生素A、B、E，另有氨基酸等营养成分。淘米时，这些水溶性维生素及矿物质会残留在水中，淘米水因此"营养升级"，凭借出挑的保湿、亮肤功效一举成名，成为颇具口碑的天然美容品。用淘米水洗脸，能有效提高细胞代谢能力，防止细胞老化，强化肌肤抵抗力。

『优酪乳：保湿、更新角质』

由天然牛奶发酵而来的优酪乳（酸奶）含有乳酸成分，具有保湿以及去除角质的功能。将优酪乳直接敷在肌肤上，或是将草莓、香蕉等富含美肤维生素的水果捣碎，与优酪乳均匀调和敷面，就能保湿、滋养肌肤。同时优酪乳温和无刺激的特性，也很适用于晒后肌肤的镇定舒缓。

『黄瓜：清洁、补水、修复』

黄瓜富含水分、维生素C、胡萝卜素、蛋白质、钙、磷、铁等营养成分，还有吸取肌肤多余热量的作用，能在镇静肌肤的同时补给水分，特别适用因日晒引起的肌肤黯沉、斑点、粗糙等问题。用黄瓜片洁肤、护肤，或用捣碎的黄瓜敷面都十分奏效。

『豆腐：活肤、滋润、美白』

豆制品中的大豆异黄酮具有类雌激素的作用，用来护肤，能有效活化肌肤，恢复其年轻态。方法很简单，利用做菜剩下的豆腐就能做到：将豆腐揉搓成豆腐泥，均匀敷在面部，辅以轻柔按摩，15分钟后用清水洗净。每周敷两次豆腐面膜，坚持一个月，你就会发现肌肤变白嫩啦！

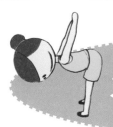

二、三分钟纾压瑜伽
Three-Minute Yoga for Stress Releasing

「压力，拜拜！
烦恼，拜拜！」

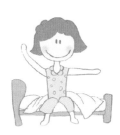

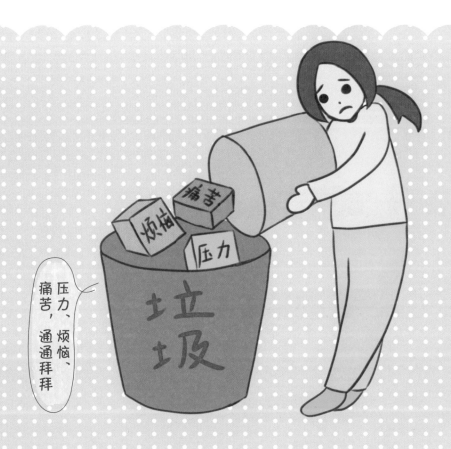

压力、烦恼、痛苦，通通拜拜

纾压宁神组合

　　"夜猫子"其实很无奈……每天晚上睡不着，每天早晨睡不醒；入睡都靠数绵羊，每天上班掐秒到。其实这不能怪你，而是压力在作怪。试试这个瑜伽动作吧，你会喜欢的。

　　抬腿动作能刺激臀部大腿肌肉、加强膝盖内侧的韧带灵活度，让手臂、手腕、肩部、背部都参与运动，加速身体各部的血液循环。而施压吐气则创造一股强烈的拉力，随后立刻完全释放，强化神经系统，释放累积的压力。在动作中加进愈多的拉力，随之而来的放松将会愈深。经常失眠、多梦、梦魇的人可以在就寝前练习。

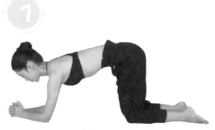

◎跪姿，四肢着地；双手肘放在地面，与肩同宽；双掌握紧，双膝并拢，小腿及脚背贴地。

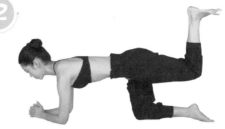

◎嘴吐气，先由左脚尖带动左腿保持L状上抬，鼻吸气时，放下；吐气上抬、吸气下放，做3个呼吸。左右腿各做5组。

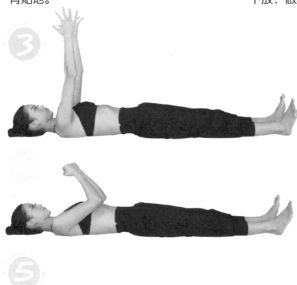

◎完成抬腿动作后，背贴地面舒适地躺下，双腿并拢，并且在心中依序放松身体的每一个部位。然后吸气，将手臂和双手伸向天空，手指张开，然后紧握起来，如同在抓东西一样，同时在手臂、双手、脸部和上胸膛尽可能制造大量拉力，缓慢地将双手朝胸膛收回，并且让手臂摇摆抖动。在双手朝胸膛收回时，屏住呼吸。

◎当双手接触到胸膛时，爆发性地由口中吐出所有的气。深深地吸一口气，然后在完全放松时吐气。接着，再重复几次这个练习。

燕式轻盈组合

别以为宅人没压力。一头扎在繁琐的家事里，感觉双脚和大脑都像灌了铅一样沉甸甸的……抽一点时间，跟随燕式轻盈组合放飞你的身心，你会感到身体变轻盈了，骨骼和肌肉也得到了充分的舒展。这个动作不仅能加速全身血液循环，为机体注入活力，达到身心平衡，还能强健脚踝和膝部，让你的双腿笔直修长、亭亭玉立。

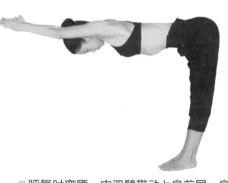

◎呼气时弯腰，由双臂带动上身前屈，身体与腿成90°角，膝关节绷直，手、头、颈、背、腰成一条直线。

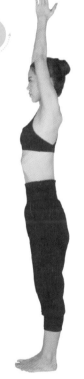

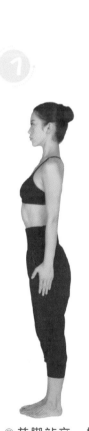

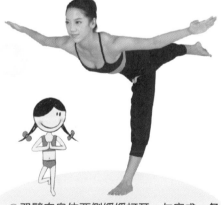

◎吸气，举双臂于耳侧夹紧，手臂伸直，双掌于头顶合拢。

◎并脚站立，挺胸，抬头，双臂自然垂放于体侧，手掌贴大腿外侧。

◎双臂向身体两侧缓缓打开，与肩成一条直线，保持自然呼吸。在下一次呼气时，腰背保持不动，右腿朝后向上逐渐抬起，与地面平行，挺胸，头抬起，平视前方。

21

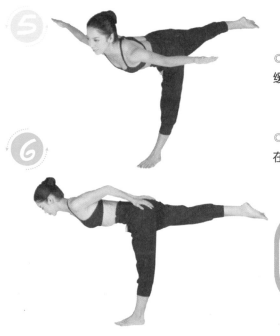

◎在保持平衡的前提下，将右腿再次缓缓上提，上半身尽量下压。

◎呼气，双臂自身体两侧收回，双手放在臀部上，保持5次呼吸的时间。

注意哦!

当上半身挺胸、抬头下压时，后腿向后上方举起；支撑腿绷直，用全脚掌控制平衡，后举腿尽量高举，使两腿夹角尽量大于135°角。

🍬 瑜伽的呼吸之道

　　在瑜伽中，除了特别指定的方式外，所有的呼吸都是通过鼻子来进行的。鼻子里的鼻毛能过滤空气中的尘埃，并使空气在进入肺部之前变得更加温暖和湿润。如果空气通过嘴巴进入肺部，那么将把未经过滤的污染物直接带进肺里，还会导致喉部干燥，诱发咽喉疾病。

　　在大多数瑜伽练习里，呼吸由一个健康的姿势开始，为了让横膈膜得到最大的锻炼，必须紧缩下腹部，让肚皮尽量接近脊椎骨，使空气得以进入胸腔和上腹部，沉入肚脐和胸腔之间。

『正确的腹式呼吸』

◎在吸气时，扩充上腹部和胸腔，将腹部向外高高隆起，让前后胸腔都充满空气。

◎在呼气时，放松胸腔和下腹部，让腹部向内凹陷，促使废气流出去。在腹部肌肉的收缩下，横膈膜会向上压迫，压缩肺部，帮助肺部的废气完全排除。请尽量呼气直到所有废气都吐出为止。

『呼吸配合瑜伽体式』

　　瑜伽的练习一般遵循"吸气起、呼气落"，就是吸气时做好准备，呼气的时候就开始做动作，当到达自己的极限时保持均匀的呼吸。有些体式的呼吸不一样，有可能会要求呼气起、呼气落，或者呼气起、吸气落，一般在做这些体式的时候会有特别的指示，但是在体式完成之后同样应该保持自然呼吸。

"家里蹲"的你是否常常感觉无精打采，对什么都提不起兴趣？那么，你一定要试试这个瑜伽动作组合。能量活力组合通过充分运动、扭转脊柱，温和地刺激海底轮，释放脊髓液，滋养每一道神经，促使生命能量流经体内所有能量中心，将信息传递至脑中，使你精力充沛、头脑清晰、神清气爽。

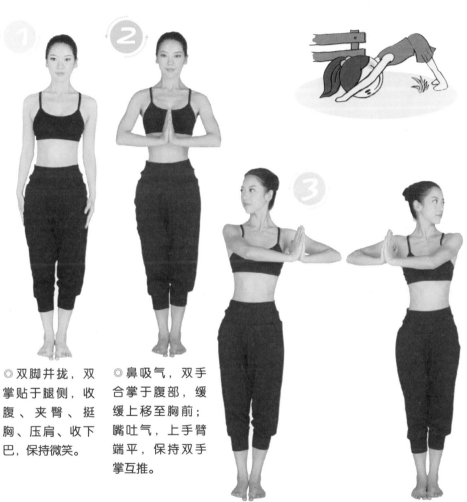

◎双脚并拢，双掌贴于腿侧，收腹、夹臀、挺胸、压肩、收下巴，保持微笑。

◎鼻吸气，双手合掌于腹部，缓缓上移至胸前；嘴吐气，上手臂端平，保持双手掌互推。

◎鼻吸气，嘴吐气，同时双手由手肘带动往左水平推，手肘以不超过肩膀并保持与地面平行延伸，同时头颈转向右看。保持3个呼吸。换侧重复。

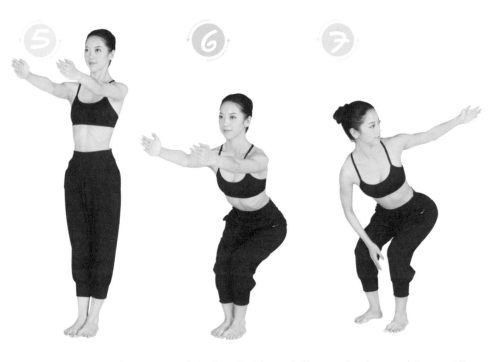

◎在下一次呼气时，双手回至胸前。接着由指尖带动手臂向前伸直与肩平。

◎屈髋微蹲，嘴吐气，感觉由尾椎往后背脊延伸的力量，好像要坐身后的椅子，向下坐到自己可以承受的范围停止。注意膝盖不超过脚尖。吸气肩膀后收，吐气，下巴微扣，眼睛睁大凝视正前方，保持3~5个呼吸。

◎鼻吸气，双臂收回，贴靠双膝内侧；在下一次吸气时，将左手放在腰部，右手保持在右膝内侧。吐气，转腰向左，肩保持下压，肩膀随腰向后扭转，脖子后转；鼻吸气，左手臂向后抬起与肩同高，眼睛看向拇指方向，保持5次呼吸后，换侧重复。

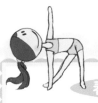

看不见的能量（Chakra）与三脉七轮

　　瑜伽哲学认为，人身体当中有一根中脉，左右各有一脉，在中脉靠近顶、眉间、喉、心、脐、脐下四肢、会阴处分布着人体的七大脉轮。中脉在脊髓内，由脊柱尾部海底轮（会阴穴）直升至顶轮。左、中、右三脉的最低交会点在脊柱骨尾端海底轮处。

　　另外，人体是由五大元素所组合成的以太、气、火、水和土，并由身体中不同的脉轮所支配。人体身体内的七个脉轮，分别控制着身体的某个特殊部位和某些内分泌腺体。

『第一轮：海底轮（MULADHARA CHAKRA）』

位于肛门附近的腺体中心，是各种身体、心智和灵性渴望的贮藏所，控制着人体中固体的成分，和身体健康、排泄功能有关。

『第二轮：生殖轮（SVADHISTHANA CHAKRA）』

位于生殖器官部位附近的腺体中心，它控制了性腺及身体中的液体成分，主宰人的性功能。

『第三轮：脐轮（MANIPURA CHAKRA）』

位于肚脐附近的腺体中心，控制了身体中火的成分及胰脏和肾上腺的分泌，主导我们的活力和世俗的活动，支配人的精力和消化功能。

『第四轮：心轮（ANAHAT CHAKRA）』

位于靠近心脏附近的腺体中心，控制身体中气的成分，也控制了胸部的胸腺和淋巴腺，和人体的呼吸、循环功能有关。

『第五轮：喉轮（VISHUDDHA CHAKRA）』

位于喉头附近的腺体中心，控制着以太成分、甲状腺及副甲状腺，与说话功能有关。同时它也调整了人体的精力，控制着人体的活动。

『第六轮：眉心轮（AJINA CHAKRA）』

位于脑的正中，控制着脑下垂体，并使用松果体和下视丘的荷尔蒙，主宰世俗和灵性的知识，支配着心神方面的功能。

『第七轮：顶轮（SAHASRARA CHAKRA）』

位于脑顶，超越了生物学及心理学的范畴，它的功能只能用哲学和灵性的语言来描述。

这七个脉轮和内分泌腺的平衡与否，直接影响人的身心健康。内分泌亦由这七个脉轮所支配，人的疾病也是由于这些脉轮其中之一的衰退，或是一个以上的脉轮功能失去平衡所致。瑜伽体位法的目的，即是通过伸缩及伸展的动作，强化各个脉轮，使各种不同的内分泌腺的分泌功能处于均衡状态，以此维持身体的健康。

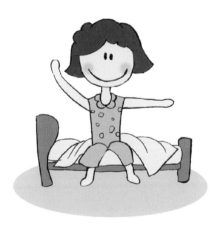

三、五分钟活络瑜伽
Five-Minute Yoga for Blood Activating

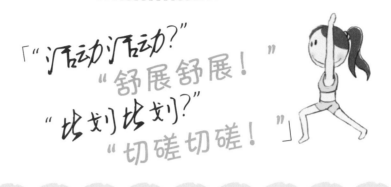

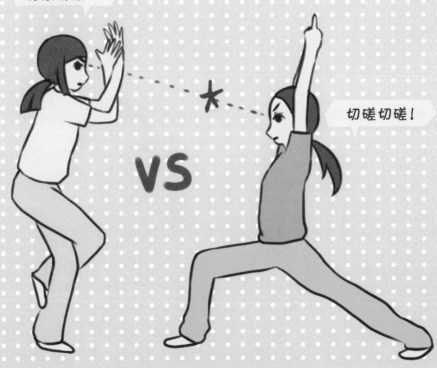

元气暖身组合

长年手脚冰凉、虚弱无力的宅人们，请别赖在沙发里发霉，现在开始为身体注入元气和能量吧！这套瑜伽动作组合能温和地刺激人体的三脉七轮，促进全身血液循环，疏通气血，唤醒沉睡在脊柱骨尾端海底轮的能量，使之沿脊柱上升，经过脊柱中的七轮，与脑部顶轮相结合，帮助机体恢复能量，让你朝气蓬勃、元气十足。

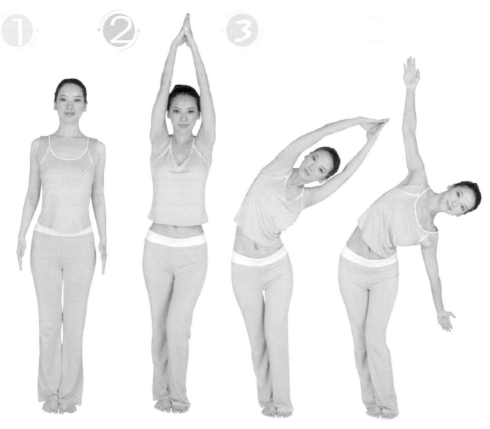

①

②

③

◎ 双脚并立，背部挺直，双臂自然下垂。

◎ 双臂向上，于头顶上方合掌；吸气，左膝盖微微弯曲，大腿内侧尽量夹紧。

◎ 呼气，以腰部为中心，上身向左侧弯曲，体会腰部无限延伸的力量。

◎ 缓缓将手臂上下两侧分开，吸气。

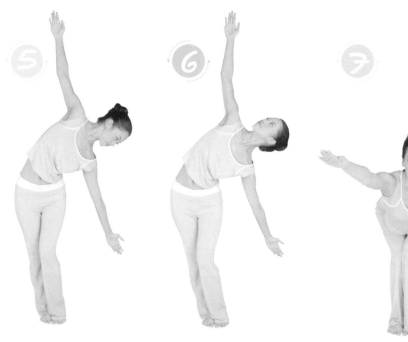

◎头部向下转动，呼气。　　◎保持身体姿势不变，转　　◎面对前方，右膝微屈，向左
　　　　　　　　　　　　　头往上，控制好平衡。　　膝靠拢，右手缓缓指向前方，
　　　　　　　　　　　　　　　　　　　　　　　　左手指向后方，后背放平。

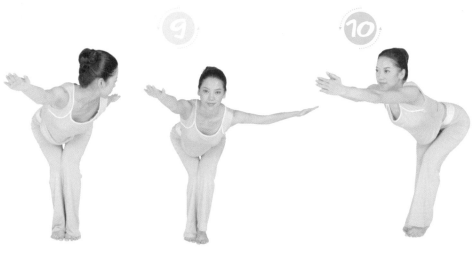

◎呼气，头向后转，体　　◎转头回向前方，让左手　　◎下半身姿势不变，双手指向
会腰部所受的挤压。　　臂侧平举。　　　　　　正前方，两手合十。

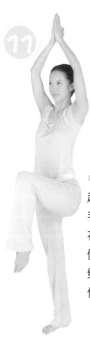

◎ 将上半身慢慢地抬起，合掌向上举臂，手肘微屈，同时伸直右腿，抬高左膝盖，使大腿与地面水平，绷直脚背，脊椎向上伸展。

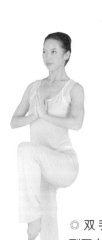

◎ 双手回到正中。

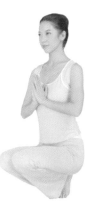

◎ 身体姿势不变，推动手臂往左，置于左肩前侧，稳定住身体的平衡。

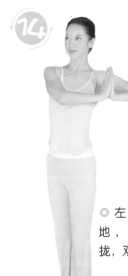

◎ 左脚缓缓落地，与右脚并拢，双腿伸直。

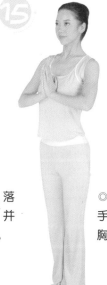

◎ 呼气，双手向下落至胸前。

◎ 上半身体姿势不变，脚尖踮立，屈膝缓缓下蹲，直至臀部触及脚后跟。

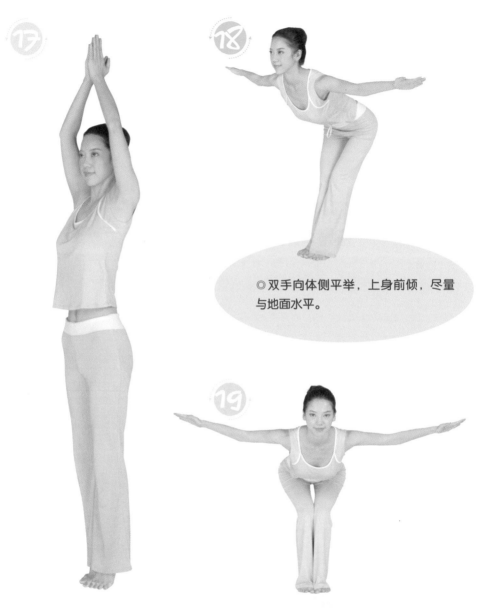

◎双手向体侧平举，上身前倾，尽量
与地面水平。

◎随着吸气，手臂再次向上伸展，
身体随之立直，直到完全拉长，脚
跟慢慢落回地面。

◎背部放平，膝盖弯曲，再次缓缓下蹲。

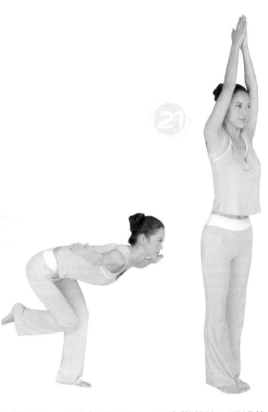

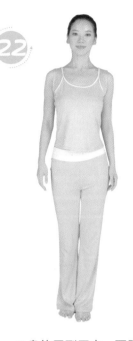

◎抬右腿，小腿与地面水平，保持身体的平衡。

◎右脚落地，双腿伸直，向上举臂于头顶合掌，手臂伸直，紧贴耳侧，吸气，脊椎向上伸展。

◎身体回到正中，两臂落下，自然垂放，放松，自然地呼吸。

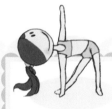

瑜伽练习，切勿攀比

　　瑜伽与习武一样，是一个循序渐进的过程，练习者应时刻遵循自然规律，量力而为，切勿攀比或勉强。许多人都误认为练习瑜伽必须要有非常好的柔韧性，看到其他人能做得比自己更优美或更高难的动作，就会急功近利，用蛮力强迫身体去做到，这样往往会伤害到关节和肌肉，练习效果也会适得其反。在练习过程中，练习者应该密切关注自己的身体发出的任何信号，如果因为过分拉伸、拧挤导致呼吸不畅，或感觉身体剧痛时，请立刻调整自己的姿势和呼吸，以免造成运动损伤。

　　当然，初学者由于还没有掌握好瑜伽的呼吸法，身体暂时不适应瑜伽的练习方式，容易造成头晕、恶心等状况，这都是十分正常的，随着练习时间的增多，这种不良感觉也会随之消失，因此不必紧张。当这种状况发生时，可以暂停正在做的练习，以瑜伽冥想休息式仰卧放松5~10分钟，课后喝一些温水，不适感即可缓解。

养血滋养组合

天天不运动，当心变成"机器人小姐"。活动活动四肢吧，舒展一下快要生锈的筋骨。这个动作组合能温柔地按摩腹部内脏，促进全身血液循环和新陈代谢，滋养子宫、卵巢等生殖系统，消除手脚冰冷，使脸部和颈部肌肤柔嫩细腻，还具有美白祛斑的功效。另外，它还能调节自律神经，经常练习可以增强平衡感。

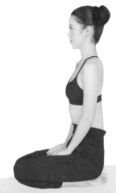

◎以雷电坐姿跪坐，上身挺直，双手自然放于大腿近腹部处。

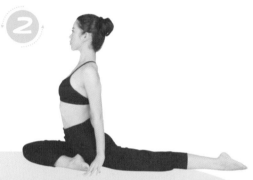

◎右腿弯曲，脚跟置于会阴处；左腿尽量往正后方伸直，脚背紧贴地面；双手扶地，上身保持挺直。

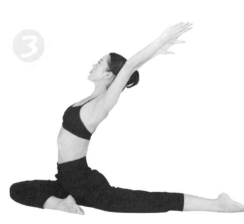

◎身体平衡后，两臂伸直上举于耳侧夹紧，双掌于头顶合拢。

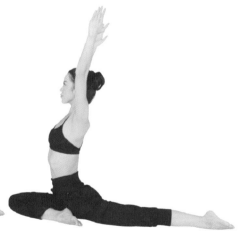

◎吸气，上半身尽量后仰，扩展胸膛，保持这个姿势10～15秒，自然地呼吸，然后换腿重复一次。

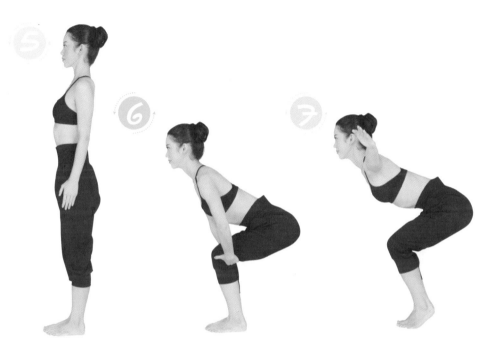

◎起身，双脚并立，腰背挺直。

◎吸气，屈膝下蹲，两手于膝盖后交握，两小腿平行，两脚踏实，保持平衡，腰背挺直。

◎吸气，双臂向体侧平举；呼气，意念集中在施力的腹部与臀部，脚后跟抬起，前脚掌支撑地面。

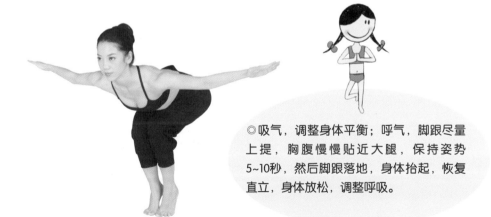

◎吸气，调整身体平衡；呼气，脚跟尽量上提，胸腹慢慢贴近大腿，保持姿势5~10秒，然后脚跟落地，身体抬起，恢复直立，身体放松，调整呼吸。

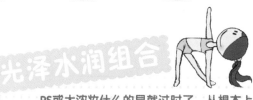

光泽水润组合

PS或大浓妆什么的早就过时了，从根本上改善肤质和气色才是王道！头往下弯的伸展运动，能让血液回流至头部，从而改善气色、预防头晕失眠，还可以使肌肤水润光泽，预防皱纹与肌肤老化，让你即使素面朝天依然能美丽动人。

侧伸展则能扩展胸部，刺激和促进深长的呼吸，伸展脊柱，放松髋关节，补养、加强两腿的肌肉。此外，这个动作还能有效收缩并强壮腹部器官，纠正驼背和圆肩等不良体态，使体态优美挺拔。

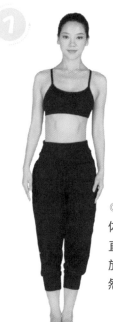

① ◎ 双脚并立，身体放松，腰背挺直，双手自然垂放体侧，肩膀自然下垂。

② ◎ 双脚打开，略比肩宽，身体重心落于两脚间。

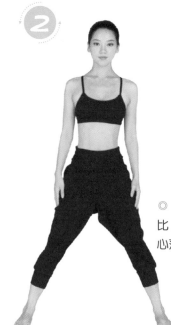

③ ◎ 吸气，由头带动上半身缓缓向前弯；一边吐气，尽力向下弯，两手臂与小腿贴合，双手抓住两脚脚踝，头顶尽量贴向地板，脊柱挺直，不要弓背，停留10～15秒，并做深呼吸。再由头部带动上半身慢慢向上，回到两脚开立的基本站姿。

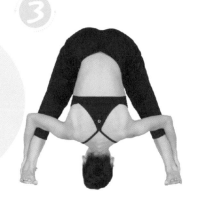

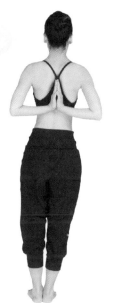

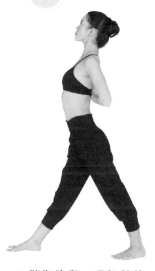

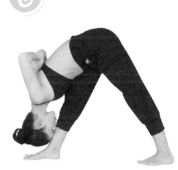

◎双脚并拢，深吸气，身体微向前倾。将两肘和两肩胛骨向后收，双掌在背后合掌；呼气，转动两腕使指尖朝上，将合十的双掌升到肩胛骨之间。

◎稍作停留，吸气并将躯体转向右边，保持双膝完全伸直不弯曲，将两脚转向右边。右脚应转满90°角，左脚约转75°角。现在，头向后仰，保持一会儿。

◎呼气，由头部带动上半身向前弯身，直至额头触及右膝，不要弯曲双膝，慢慢伸展背部，逐渐将下巴延伸过右膝盖之下，保持姿势约10秒，自然地呼吸。

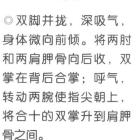

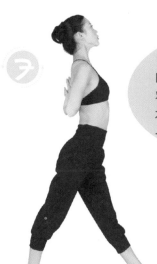

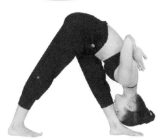

◎深深吸气，将头部和两脚转向中央，直到脚趾指向前方；将上半身抬起，呼气，回到基本站立式。休息几秒钟，换另一边重复同样的动作。

注意哦！

如果无法做到在背后双掌合十，就用两手相互抓住手腕，放在腰背部。

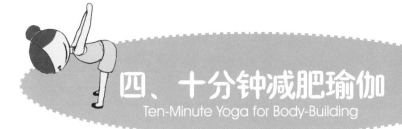

四、十分钟减肥瑜伽
Ten-Minute Yoga for Body-Building

「纸片人?No!肉嘟嘟?No!
我的肉肉听我的,
只准长在该长的地方!」

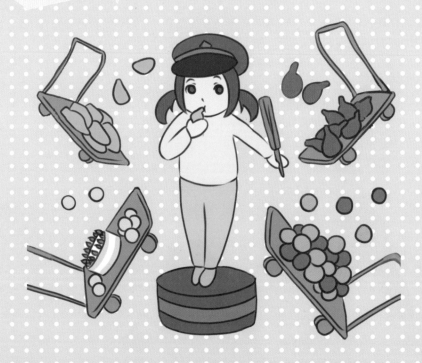

前屈美背塑身式

没有丑女人，只有懒女人。如果虎背熊腰、弯腰驼背还放任不管，那就是自己的问题了！下面这组瑜伽动作有助于纠正驼背、脊柱弯曲和双肩下垂等不良体型，塑造优美的背部和肩部曲线，经常练习还可以使身体越来越轻盈、柔软，体态更匀称。女人，将爱美进行到底吧！

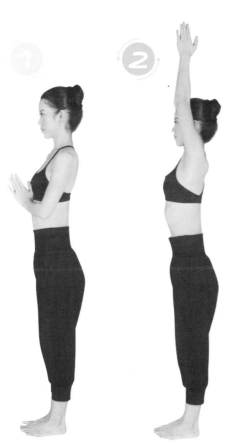

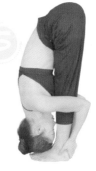

◎ 保持双臂与头顶合十夹紧，呼气，身体前屈，上半身与腿成90°夹角；背部与膝盖挺直，两眼注视双手，保持自然呼吸，坚持10秒。

◎ 身体继续前屈，上身尽可能地向前延伸直至双手碰到地面，腰背不要弯曲；手略施力，使身体再向下压一点，额头试着去碰触地面，保持动作5秒。

◎ 双脚并立，腰背挺直，双手于胸前合十。

◎ 双臂上举伸直，于头顶合掌。吸气，脚尖踮立，双臂夹紧，由指尖带动身体尽量向上伸展，呼气时身体慢慢落下放松，重复5次。

◎ 放松手臂，抱住脚踝，胸腹贴近大腿，额头尽量贴近小腿，保持动作5秒。

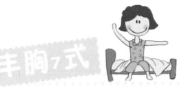

丰胸7式

性感的身材一定要凹凸有致，胸部不仅要大，而且胸型要美。这一套瑜伽动作能促进乳房胸肌增长，并有效提升胸线，纠正不完美胸型，让胸部更丰满、更富有弹性，自然坚挺，轮廓更完美。

第1式 外侧画圈

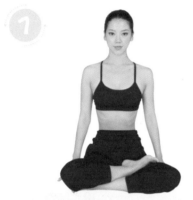

◎取半莲花坐姿，两手臂自然垂落身体两侧。

◎吸气，两手臂向体两侧平举，呼气，手肘弯曲，小臂上举，与上手臂成90°，手肘举至与胸平，手掌心向外。

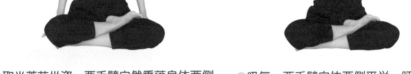

◎以手肘从后往前、由下向上画圈，重复10次。

注意哦！

做这个动作时，画圆圈的动作幅度宜较大，动作愈大，运动的范围就愈多，这不仅可帮助健胸，还有助美化手臂线条。

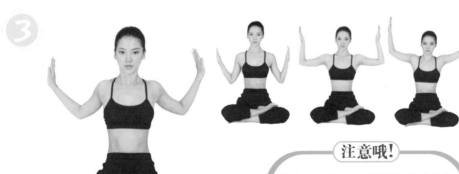

第2式 手肘提胸

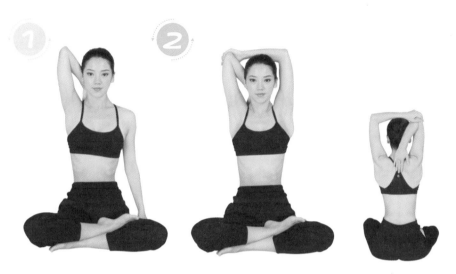

◎取半莲花坐姿，两手臂自然垂落身体两侧。右臂屈肘，肘尖朝上置于耳后，右手掌心贴后颈，指尖朝下。屈左肘，左手握右手肘外侧。吸气，尽量把右手肘提升至最高，保持这个动作10秒。

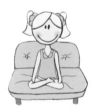

注意哦！

把手肘拉升时，背后的手指尽量碰到肩胛骨。这组动作可帮助提升胸部，令胸部线条更坚挺。

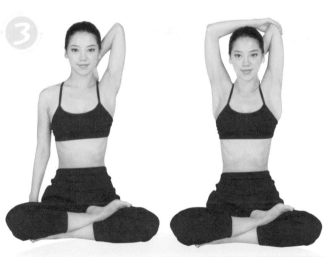

◎换右手握左手肘外侧，同样把左手肘尽量提升，每边重复动作10次。

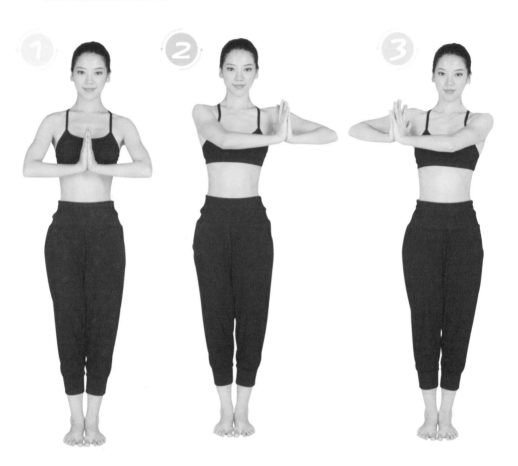

◎双腿并拢站直,双手掌心合十,小臂与地面水平,腰背挺直。

◎上半身保持不动,吸气,然后慢慢呼气,同时掌心用力向内挤压,双手尽量向左移,停留10秒,返回胸前。

◎再吸气,然后呼气,双手尽量向右移,同样停留约10秒。左右两边为1次,重复动作10次。

注意哦!

手掌向内挤压时要用力,左右推移时手肘要保持与胸同高。这组动作可令胸部更坚挺,亦可减去手臂赘肉。

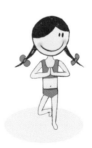

第4式 伸展健胸

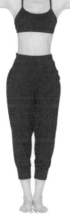

① ◎双腿并拢站直，双臂侧平举与肩齐。

② ◎吸气，屈小臂与上臂成90°角；呼气，尽量胸部用力，双手向前平推，然后还原，重复动作10次。

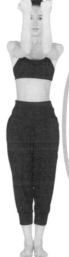

注意哦！

在做这个动作的过程中，腰背要挺直，以胸部用力带动手臂。这组动作可令胸部更结实。

第5式 向前合十

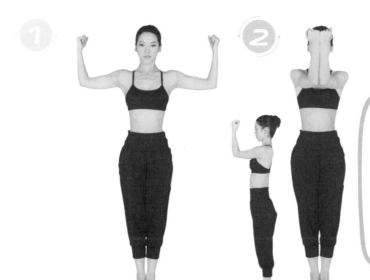

注意哦！

当手臂相合停至胸前时，手肘要始终与胸同高，保持自然呼吸，不能憋气。这组动作可改善外扩胸，令胸部更集中、坚挺。

① ◎接上式动作，双手张开，手肘弯曲成90°角，高与胸齐，吸气。

② ◎慢慢呼气，双手肘用力向中间推压至两手手肘完全贴合，保持姿势约10秒后放松，重复动作10次。

第6式 双臂交叠

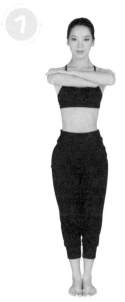

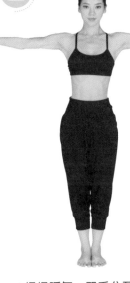

注意哦!

当双手交叠时，手臂一定要端平，置于胸口位置，过高或过低都会影响效果。这组动作可使胸部上提，预防胸部下垂。

◎接上式动作，先吸气，把双手手肘屈曲，交叠置于胸前。

◎慢慢呼气，双手分开平举，尽量向左右延伸，保持这个姿势10秒，然后还原，重复10次。

第7式 掌心画圆

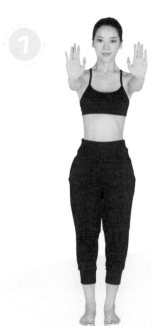

注意哦!

这组动作的幅度愈大愈好，利用双手尽量向外画圈，可感到胸部上下位置的肌肉用力，收胸效果非常理想。

◎接上式动作，手臂伸直，向前延伸；立掌，掌心向前，指尖朝上。

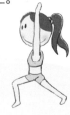

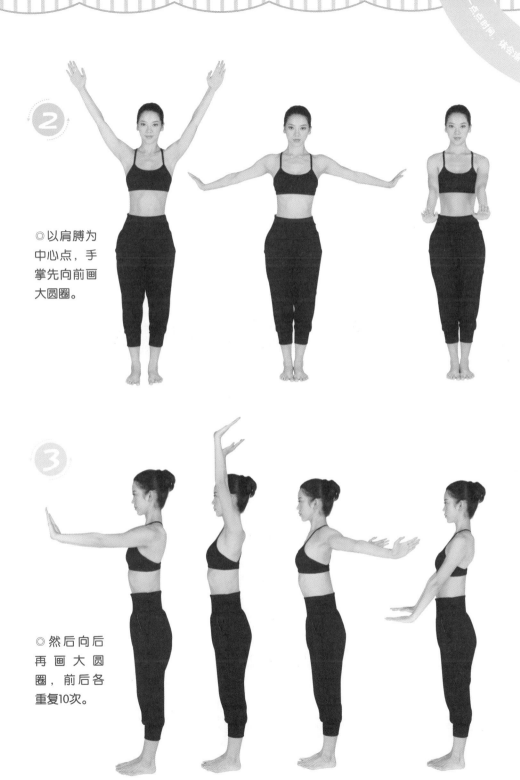

② ◎以肩膊为中心点，手掌先向前画大圆圈。

③ ◎然后向后再画大圆圈，前后各重复10次。

美臀收腹2式

世界上最绝望的事莫过于：都饿得前胸贴后背了，一摸肚子，还有一圈肥肉。屁股与椅子如胶似漆、形影不离，很容易坐出四角臀和"游泳圈"。这套动作能有效提高臀位线，收紧腰、腹、臀部肌肉，恢复性感迷人身材。

第1式 L形提臀式

1

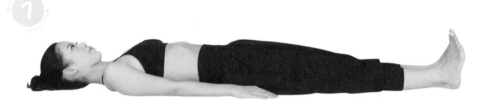

◎平躺在地上，双腿并拢，两手放于臀侧。

2

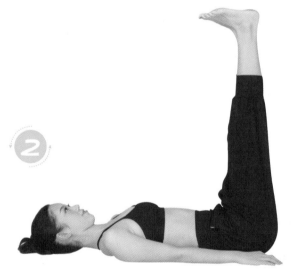

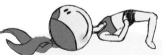

◎用腹部的力量将臀部向上移动，双脚向上举起，与上半身成90°，再回落。此动作重复2组，每组10~15次。

第2式 阶梯式

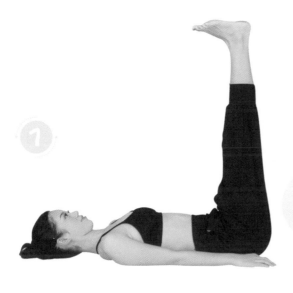

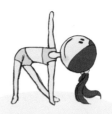

◎平躺，双腿并拢，双手自然平放臀侧，掌心朝下；吸气，双腿向上举起，与上半身成90°，保持10秒。

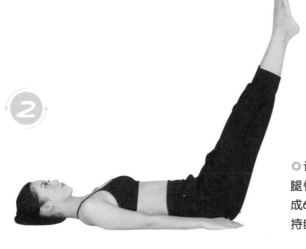

◎调整呼吸，在缓缓呼气中，将腿慢慢朝地面放下，当腿与身体成60°时停住，保持动作10秒，保持自然呼吸。

45

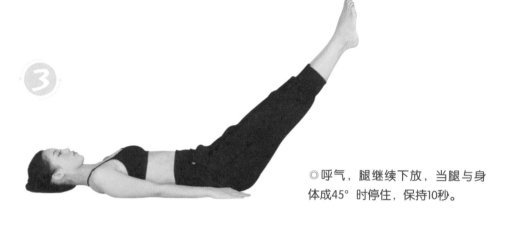

◎呼气，腿继续下放，当腿与身体成45°时停住，保持10秒。

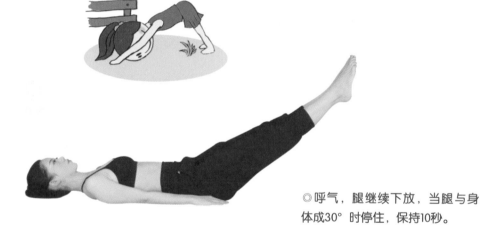

◎呼气，腿继续下放，当腿与身体成30°时停住，保持10秒。

◎呼气，腿继续下放，当腿与身体成15°时停住，保持10秒后，将腿缓缓落回地面。闭上眼睛，调整呼吸，平躺放松。

塑腰瘦腿组合

　　想做"九头身"美女，大象腿和水桶腰绝对是大忌。这一套瑜伽动作不仅能有效拉伸大腿肌肉、燃烧腿部脂肪，也能使腰腹得到充分运动，躺着就能打造纤纤美腿和性感小蛮腰。

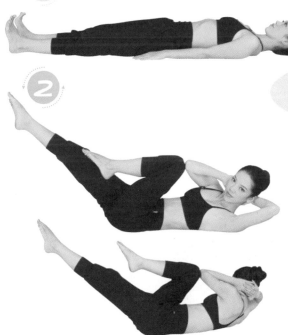

◎平躺，双腿并拢，双手自然放置身体两侧。

◎将双脚向上举起，与身体约成60度；双手交叉握紧置于脑后，抬起上身，用右手手肘碰左膝盖，再换左手手肘碰右膝盖。重复2组，每组25～30次。

让大腿赘肉更快消失的小秘诀

　　大腿内侧本来就最容易堆积脂肪，除了瑜伽、跑步、骑自行车、游泳等有氧运动外，也可按摩大腿内侧作为辅助。从膝盖往会阴部方向揉捏20~30下（由下往上为1下），一天做2~3次。

　　久坐少动是造成大腿内侧肌肉松垮的另一原因。在家时，可以进行简单的大腿运动。无论坐卧，可将大腿弯曲，紧夹枕头约5秒后放松再施力，连续做30下，一天做3次，这样能使大腿内侧结实。

PART 3
早安·午安·晚安，
时光瑜伽

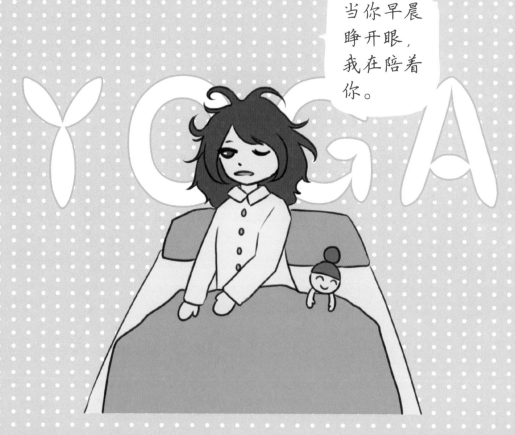

当你早晨睁开眼，我在陪着你。

Good Morning! Good Afternoon! Good Evening!

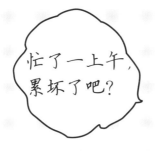

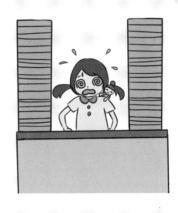

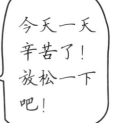

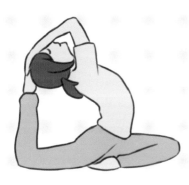

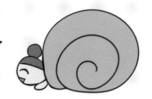

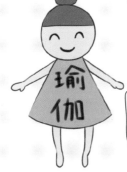

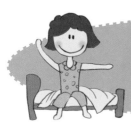

一、赖床进行时
Yoga for the Sleepyheads

「赖床无罪，
但是要赖出风格、
赖出水平！」

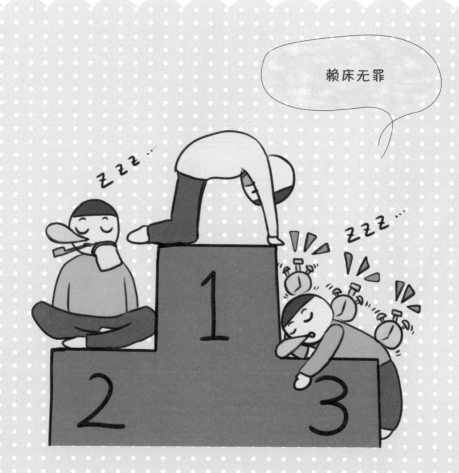

滚动式

便秘是美丽的大敌。大便担负着排出体内代谢物和毒素的重要作用，如果长时间无法排泄通畅，就会导致肥胖、水肿以及各种肌肤困扰。滚动式能温和地按摩腹部内脏，强化肠胃功能，改善消化不良，排出肠胃废气，预防便秘，让你的身体轻松无负担。

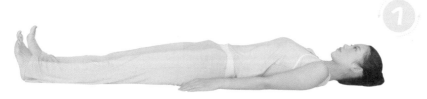

◎仰卧，双腿并拢，双手自然放于体侧，深呼吸三次。

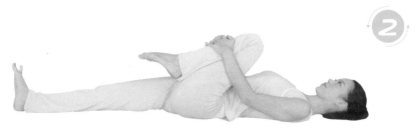

◎吸气，左膝弯曲，抬起左腿，双手抱左腿，压紧腹部，吐气。

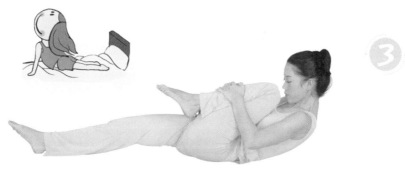

◎上半身抬起，下巴靠近左膝盖。停留几秒钟，做深呼吸，还原。然后换右边做同样的动作。

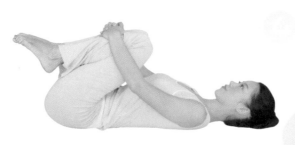

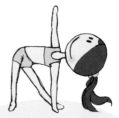

◎吸气，双膝弯曲，双腿抬起，吐气，双手抱双腿，使大腿贴近腹部。

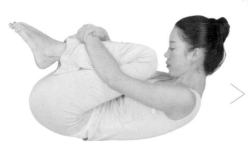

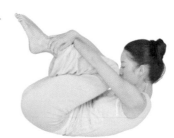

◎压紧腹部，抬起上半身，下巴碰膝盖，做深呼吸，停留几秒钟，然后摇动身体前后滚动。重复3~6次。若腹部脂肪过多者可多做几次，可加强瘦身效果。

腹部按摩改善便秘

赖床瑜伽配合穴位按摩，效果更显著。身体采取仰卧的姿势，两腿屈膝踩地，腹肌放松，以一只手掌的掌心贴附肚脐，另一只手叠在上面。用下面的手掌拇指以外的四指指腹按照顺时针方向在肚皮上画陀螺，边画边轻轻地按摩，当按摩至左下腹时，适当加强指腹的压力，以不感疼痛为宜。再双手交换，逆时针以同样的方式再按摩一遍。按压时呼气，放松时吸气，每次10分钟左右。

手法既要柔和、均匀，又要有一定的力度，但不要使劲往下压，那样容易伤害体内器官。腹部按摩应在排空小便后、肚子不太饱又不太饿的情况下进行。

扭转莲花脊柱式

　　睡了一晚上，身体难免有点懒散无力。下面这个瑜伽动作能充分舒展、强化颈部肌肉，消除颈纹，放松肩关节，活化脊柱，预防肩背硬化。用瑜伽来代替闹钟，把身体叫醒。

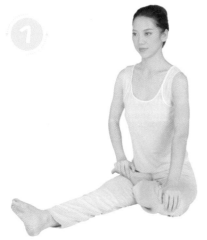

◎坐立，上半身挺直，双腿向前伸直，弯曲左腿放在右大腿根部，脚心朝上。

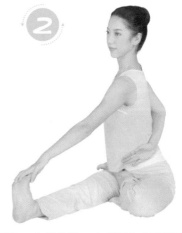

◎呼气，左臂前伸，左手抓住右脚脚趾，上身转向右边，将右臂收向背部，将右手背贴紧腰的左侧。

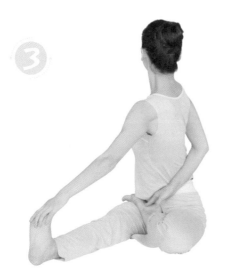

◎吸气，然后呼气，头部和上半身同时尽量向右转，保持20秒自然呼吸；换另一侧做同样的动作。

注意哦!

早晨刚睁开眼的时候，意识虽然已经清醒了，身体还在沉睡中，这时候的动作要尽量轻柔，配合深长的呼吸，做到自己的极限就好，切勿勉强。整套动作过程中，背部和腰部保持自然挺直，不要耸肩。

犁式&变化式

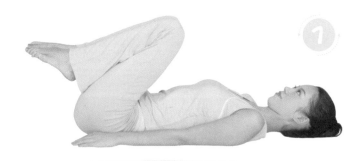

犁式可谓是最适合赖床时练习的瑜伽。这个姿势把血液和能量带进头部区域，并让这种能量帮助大脑和精神进入活跃的状态。这个姿势能够锻炼喉轮，并增加大脑的血液供应，从而使大脑获得养分。它还使得整个脊椎得到伸展，舒缓脊椎的压力和疾病症状。在做这个姿势时一定要小心，先抬起双腿，为完成犁式做准备。

①

◎仰卧在地上，双脚并拢，双手平放体侧，弯曲膝盖，将双腿抬起。

②

◎呼气，双腿并拢举高，膝盖挺直，与身体成90°角。

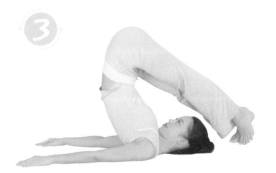

③

注意哦!

初学者如果感觉腰腹吃力，或者身体不能保持平衡，可以用双手支撑腰部作为辅助。

◎当身体找到平衡之后，慢慢将胯部抬离地面，保持双腿伸直，把膝盖和双腿举到腹部上方、举过头顶，于头顶上方脚尖触地，胸口靠近下巴，保持这个姿势5秒。

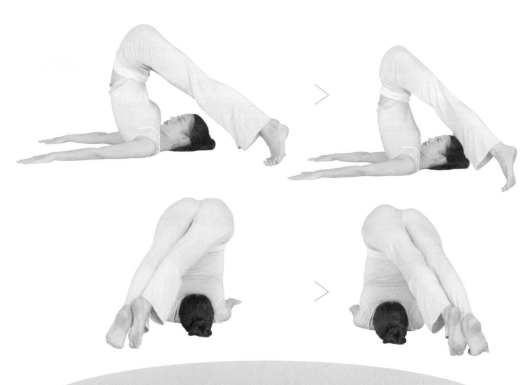

◎脚尖在头顶的地面挪动，双脚慢慢移动到右侧，直到你的胯部和背部下端扭曲且双脚都在肩膀的右侧，脊椎保持居中。保持这个姿势5秒，然后脚尖慢慢挪回至头顶上方，换侧重复。

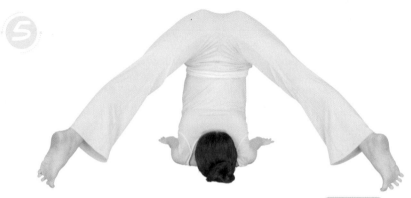

5

◎双腿分开，脚尖点地，尽量向身体两侧移动；达到极限后，保持姿势5秒，再慢慢回到头顶正上方并拢。弯曲膝盖，双腿落下，恢复初始姿势。

注意哦！

做犁式和它的变化式时，如果想恢复原状，可以先缓慢地弯曲膝盖，并使用双手支撑脊椎，避免动作太剧烈造成肌肉筋骨拉伤。做完这个动作后，还可以做鱼式或其他任何简单的后仰式，从而使咽喉和胸部区域得到伸展。

 练习犁式一定要注意！

倒立姿势是瑜伽训练中不可或缺的一部分。它们能影响身体机能，使我们得到生理、心理和精神上的放松，消除疲劳，缓解失眠、头疼等症状，预防静脉曲张和消化疾病，消除紧张情绪和焦虑症状，使整个系统重新充满活力。

但是，倒立式并不适合每一个人。以下这些人群不适合倒立：

★心脏病

★高血压

★眼疾，如视网膜分离

★某些不适合倒立的耳疾

★孕妇（只有在非常熟练的情况下才可以进行倒立姿势，就算如此，最好也要靠墙练习，或者用一把椅子支撑你的身体，尤其是最后三个月不能倒立！）

★经期

★如果颈椎、腰椎和脊柱有疾病，做倒立式时请注意随时调整呼吸和姿势，动作宜缓慢、柔和，切勿勉强

猫式

每次看到猫咪伸懒腰都觉得好惬意哦！下面我们就来学猫咪，舒舒服服地伸个懒腰吧！这个动作可以有效缓解背部疼痛和疲劳，释放背部下端的张力，使脊椎骨排列更整齐，改善脊椎和脊椎神经的血液循环，加固、调理和伸展腹部和背部肌肉，按摩腹部器官。在赖床时慵懒地伸一个懒腰，为脊柱温和地热身，精神百倍地面对全新的一天！

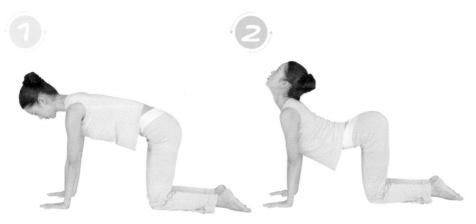

① ◎四肢撑地，背部放平，稳住身体；双手打开，与肩同宽，指尖向前；双膝并拢，小腿和脚背贴地。

② ◎吸气时，脊椎朝地面下压，头抬起，整个脊背呈弯月形。

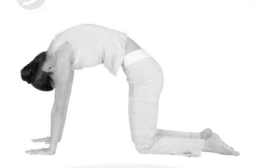

③ ◎吐气时，脊背向上拱起；头低下，让下巴接近胸膛。动作2、3可重复3~5次。

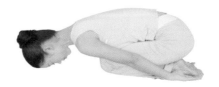

◎吸气还原后，臀部后移，跪坐在小腿上，前额触地，手臂向后伸展，放于腿侧，俯卧休息。

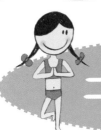

二、早"练"有益身心
Morning Practice for Your Heart and Soul

「早"练"有理，
而且要"练"得发自肺腑、
"练"得热火朝天！」

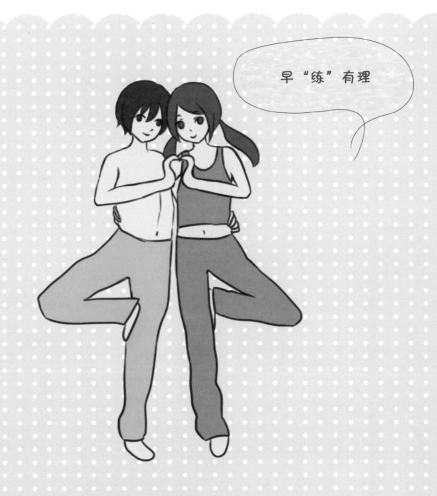

早"练"有理

狮子式

很多美眉不喜欢这个动作，因为它实在是太惊悚、太爷们儿、太损形象了！简洁地说，就是太难看了！可是，练习这个动作可是大有好处的，它不仅能补养和加强肝脏，调整胆汁的流通，改善消化功能，更重要的是它还能促进喉部舌根的血液循环，清除舌头上积累的黏液，舒缓咽喉肿痛，有助于各种呼吸疾患的痊愈，让你声音响亮、口气清新。

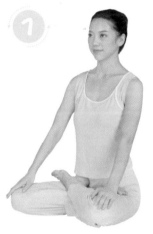

◎取莲花坐姿，腰背挺直，双手自然扶膝盖。

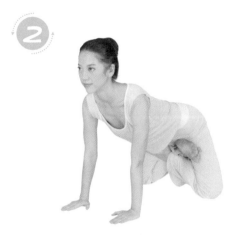

◎身体慢慢向前倾，双手撑地，分开与肩宽，手臂垂直于地面，指尖向前；以双手双膝支撑地面，将臀部抬离地面，腰背挺直，目视前方。

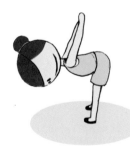

注意哦！

你的身体重量只应落在双膝和双掌上。如果你能做到以上姿势，那就让身体继续前倾，增加动作难度。

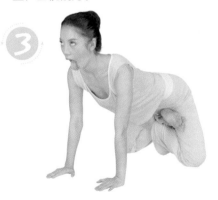

◎深吸气，然后呼气，同时瞪大眼睛，两眼向上注视眉心；伸出舌头，伸得越长越好。保持这个姿势3~5秒，体会喉咙后部呼吸的感觉。

◎吸气，再呼气，臀部后坐，双手向前延伸，上身伏地。

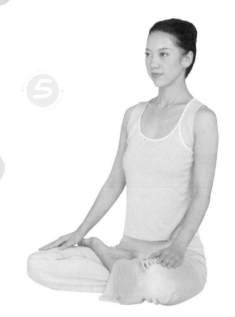

◎在下一次呼气时，回到起始姿势。

 注意哦！

如果无法做到全莲花坐姿，可以改用雷电坐姿：两腿并拢跪下，脚趾指向身体后方，脚背贴地；臀部尽量后坐，落在脚后跟上；背部挺直，下巴放低，双手放在大腿上，掌心朝下；眼睛和头部保持面向正前方。

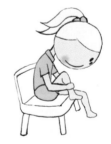

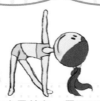

拜日式

瑜伽练习中最著名、最不可或缺、最有效的热身运动当属拜日式。它来源于一系列对初升的太阳进行膜拜的动作。在古代印度神话中，苏里耶是太阳神，是活力和生命的赐予者。对太阳的致敬是为了感谢太阳赐予我们光明和温暖，赐予大自然万物活力和繁荣。它是伸展、调理和巩固整个身体和脊椎的最有效方式。这套瑜伽组合动作较多，但是绝不等同于小时候做的广播体操哦！请务必用虔诚、神圣的心态去练习。

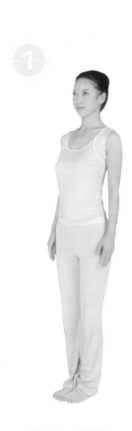

◎双脚并立，腿部伸直，腰背挺直，双手自然垂放于体侧。

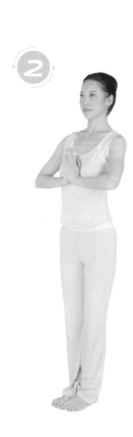

◎双手合十胸前，手肘向外，重心均匀地落在双腿上。

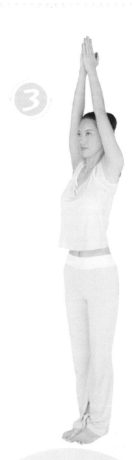

◎吸气，将手臂举过头顶，手臂于耳侧夹紧伸直，脊背尽量向上伸展。

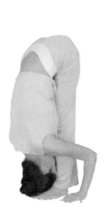

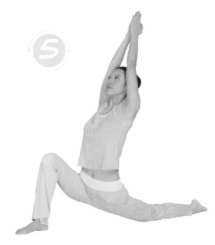

◎呼气，上身从臀部起向前屈，慢慢将双手落在脚边，手掌触地，背部和膝盖都不要弯曲，胸腹和头部都贴近双腿。

◎吸气，右膝弯曲，左腿向后伸展，左膝着地，小腿和脚背贴地，髋部向下压；呼气，双手再次于头顶合十，手臂于耳侧夹紧；抬头，两眼向上望。

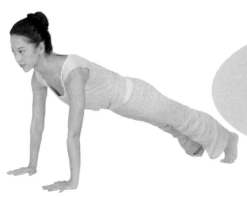

◎再次轻轻放下双手置于右脚两侧，指尖向前；屏息，右腿向后伸出，两腿并拢，脚尖点地，身体挺直，腰、背、臀都保持在一条直线上；目视前方。

注意哦！

在做这个动作时，身体的重量应该均匀地落在双臂与脚尖上。

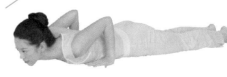

◎在下一个呼气时，下巴触地，屈肘，胸部放低，以胸部带动身体慢慢放平于地面，两眼保持注视前方。

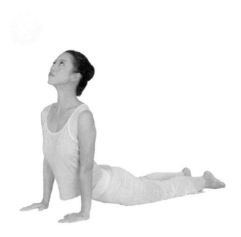

◎吸气，双臂用力撑地，将胸腹抬离地面，上半身向后仰，两眼向上望。

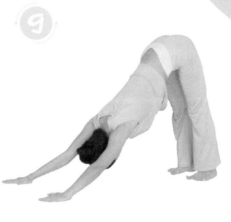

◎呼气，双脚撑地，抬起臀部，身体从髋部处折叠，膝盖与背部挺直，手臂伸直，上半身尽量下压，头垂下，目视脚尖。

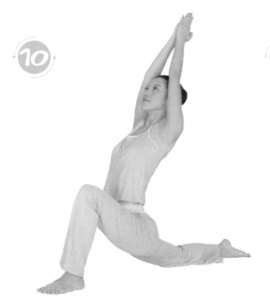

◎吸气，左腿向前跨一大步，落在两手之间，右腿向后伸展，右膝着地，小腿和脚背贴地，髋部向下压；保持平衡后，两手臂上伸，于耳侧夹紧，头顶合十；双眼向上望。

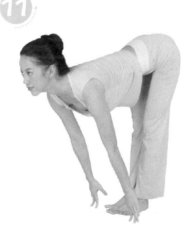

◎呼气，右腿上前与左腿并拢，双手收回至体侧；腰背和膝盖挺直，目视前方。

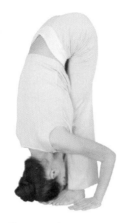

◎由头部带动上半身再次前屈，背部挺直，额头尽量碰触小腿。

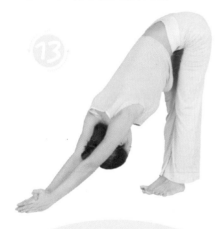

◎吸气，双手向前伸直，于头顶合十；背部伸直。

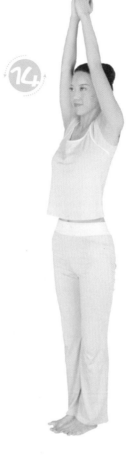

◎在手臂的带动下，慢慢抬起上身。

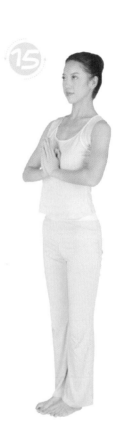

◎呼气，缓缓放下双手，于胸前合十。

 拜日式的练习需知

　　拜日式既可以单独练习，也可以作为瑜伽练习前的热身运动。一般以练习3个回合为最低目标，尽量做到8~12个回合。一个回合指的是从左腿开始，做完一整套拜日式，换右腿开始另一个回合。

　　这套动作不适宜有心脏病或高血压的人练习，身体有医学方面禁忌的人也不适宜练习。孕妇请勿练习。

翻转三角式

这个瑜伽动作能温柔地按摩腹腔器官和肝脏，扩展胸腔，增加胯部、肩膀和大腿的弹性，瘦腿、扩胸、纤腰。通过扭转的姿势，增加对背部和脊椎神经的血液供应，缓解背部疼痛，使背部肌肉紧实。这个动作最大的好处是，看上去难度很高的动作，其实做起来一点都不难哦！晨练选择这个瑜伽，成就感倍增！

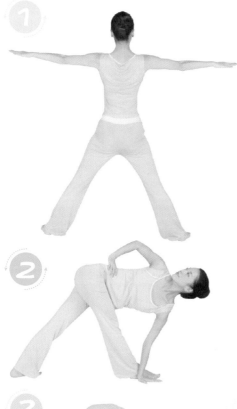

①

注意哦！

在这个动作中，保持双脚伸直，不要弯曲。双脚踏实，特别是左脚后跟，可以把它看作是帮助支撑身体的点。如果需要，也可以把左脚后跟靠在墙上练习。

◎直立，双脚打开，约2个肩宽；双臂侧平举，与肩同高。

②

◎吸气，身体转向右侧，伸展脊椎，伸长右腿，同时把右脚后跟下压；收腹，胯部上抬，让身体躯干、头部和手臂随着胯部一起转动，直至上身与地面平行；右手扶腰，左手平放在右脚外侧；头向后转，眼睛尽量向后看。

③

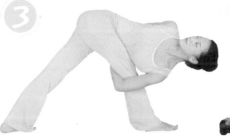

◎腹部贴紧右腿内侧，左手绕过右腿，与右手于体后相握；目光保持向后看。

◎换侧重复。

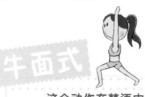

牛面式

这个动作在梵语中叫Gomukhasana，"Go"的意思是奶牛，而"Mukha"的意思是脸面，据说这个姿势从背后看很像一张牛脸。另外，"Go"还有一个意思是"轻盈"，代表这个动作能给人头部轻飘飘的感觉。这个动作增加人体躯干和头部区域的血液供应，唤醒大脑，使头部和肩部产生一种轻盈的感觉，同时，它还能锻炼眉心轮，对脑下垂体有好处，使人神清气爽，可谓是晨练体式的最佳选择。

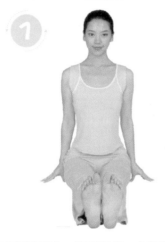

◎平坐在地上，双脚并拢，向前伸直，腰背挺直，双手自然垂落身体两侧，手扶地面以保持平衡。

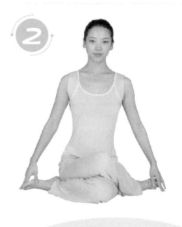

◎双膝屈曲，两腿交叉，脚心向后，将右腿放于左腿上，两大腿相互贴近，臀部坐在两脚后跟之间，腰背保持挺直。

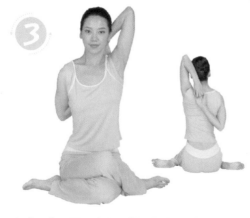

◎右臂于身后屈肘向上，然后抬起左臂屈肘向下，两手在背后相握，保持这个姿势3~5秒，然后换侧重复。

注意哦!

左手在背后尽量放到颈背以下、肩胛骨之间，如果做不到，右手可以轻压左手作为辅助。如果实在做不到，不要勉强自己的身体，用一条毛巾作为辅助工具一样可以达到良好的效果：先用左手抓住一条毛巾，让它沿着脊椎骨坠下来；右手抓住毛巾，然后不停地往下拉，让两只手越靠越近。

蝗虫式

这个动作最讨人喜欢的在于：它在瘦腿、瘦手臂、瘦小腹和塑臀的同时，能增加头部和脖子的血液循环，滋养脸部肌肉、大脑和喉咙。清晨练习它，相当于做了一个绿色、环保、无副作用的面膜，让你一天都有好气色！

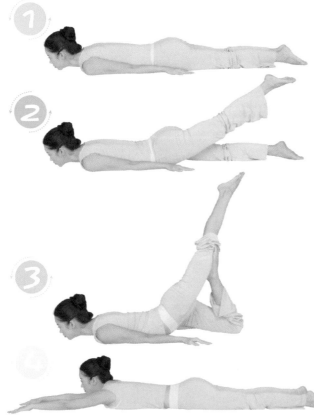

◎俯卧，双手心向下，手臂紧贴身体；双腿并拢，下巴舒适地放在地上。

◎吸气，左腿尽可能高地向上抬起。

◎屈右腿，用右脚心抵左膝盖或左腿前侧，意识集中在臀部，保持姿势5~10秒，换侧重复。

◎练习熟练以后可将难度升级。俯卧，双手向前伸直，与肩同宽，手心向下；双脚并拢，下颌着地。

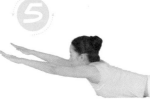

◎呼气，收缩腹部肌肉，尽量向上抬起双臂和双腿，离地面越远越好。整个过程中，保持双脚并拢，双腿伸直，保持姿势3~5秒。

注意哦！

不要向上踢或猛拉腿，整个动作要缓慢而有规律地进行。练习过程中，请量力而行，不要屏住呼吸，千万别扭伤脊背。如果你是一个准妈妈，请不要练习这个动作。

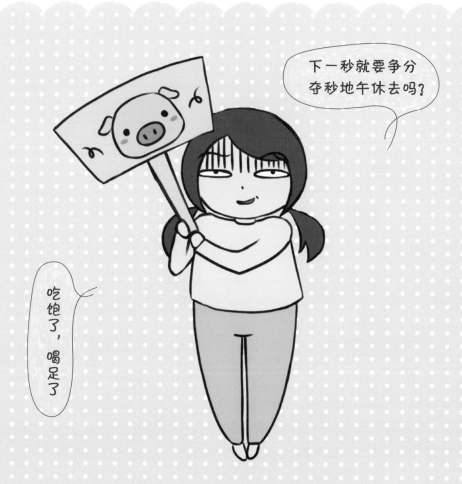

「吃饱了 喝足了 下一秒就要争分夺秒地午休去吗?」

下一秒就要争分夺秒地午休去吗?

吃饱了，喝足了

磨豆功

这只是一个简单的小动作，对于讨厌繁琐、一切从简的宅女来说，这是最合心意的体式了。在"磨豆"的过程中，腹部器官和子宫肌都能得到深层的按摩，促进肠胃消化功能，排除体内积存的废物和毒素，保养子宫，燃烧腰腹脂肪，让身体由内而外美丽起来。磨豆ing，快乐ing！

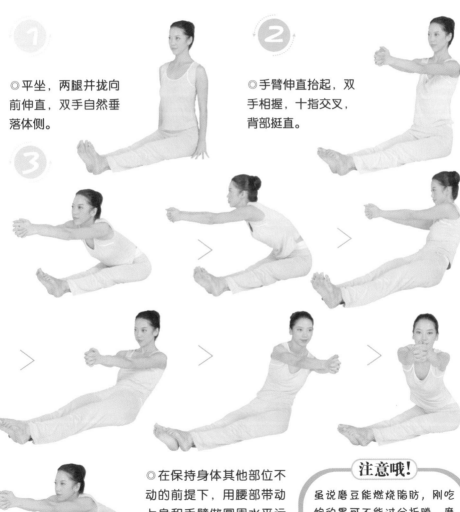

◎平坐，两腿并拢向前伸直，双手自然垂落体侧。

◎手臂伸直抬起，双手相握，十指交叉，背部挺直。

◎在保持身体其他部位不动的前提下，用腰部带动上身和手臂做圆周水平运动。这个动作顺时针一圈、逆时针一圈为1次，重复3次。

注意哦！

虽说磨豆能燃烧脂肪，刚吃饱的胃可不能过分折腾。磨豆需温柔，力度宜适中，过则必反。

摩擦腹壁式

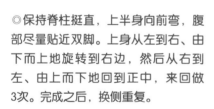

上午坐着工作、学习，中午坐着吃午饭，吃饱了坐着休息，午休之后坐着继续下午的忙碌……没完没了地坐啊坐啊，坐得肚子上凸出了一大圈肉。还我的纤腰！

下面的瑜伽动作，帮助你利用午饭后的时间，好好甩掉腰和肚子上的肥肉，它还能排除废气哦。甩肉运动，现在开始！

◎以半莲花坐姿盘腿而坐，腰、背和脖子挺直，双手放膝盖上。

注意哦！

午饭后的时光是最完美的，吃饱喝足，心满意足，一天光景刚刚过去一半。这时候，所有的小动作都要放轻放缓。如果半莲花坐姿有点勉强，你可以选用简易坐姿，舒服就好。

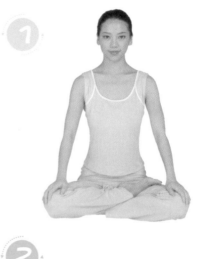

◎保持脊柱挺直，上半身向前弯，腹部尽量贴近双脚。上身从左到右、由下而上地旋转到右边，然后从右到左、由上而下地回到正中，来回做3次。完成之后，换侧重复。

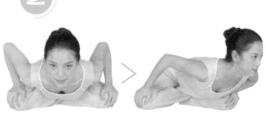

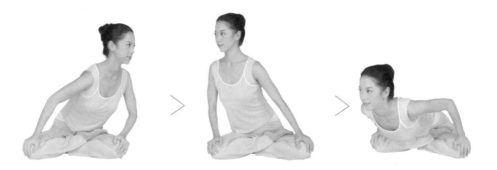

健康的下午茶时光

　　每天下午三点这段时间是一天中最疲惫的时间，大多数人都开始感到缺氧、口干和精力不集中。不妨为自己准备一杯营养丰富的下午茶，以便对付下午疲惫时间的来袭。

『羽西茶』

◎配方：普洱茶+白菊花+甘草+枸杞+人参粉

　　这是一道健康茶，只要喜欢就可以经常喝。清香中有点甜的味道，配合休闲奶酪就最适合不过了。

◎功效：普洱茶促消化，菊花清除体内垃圾，甘草增加了甜味，又可以提神，而人参粉可以强健体力，休闲奶酪则富含大量钙质、蛋白质、维生素等人体所必需的营养物质。这样的搭配，适合在下午时分给身体充电，准备再度冲刺工作。

『菊普茶』

◎配方：普洱茶+白菊花

　　普洱茶茶性温和，滋味平淡，香气低沉，以菊花入普洱茶，能破其陈、益其香、滋其味、化其俗，于养生也大有裨益。

◎功效：常喝菊普茶可起到淡化雀斑的作用，能解决因便秘引起的痘痘问题，还能清洁口腔。菊普茶能抗衰老，帮助稳定血压和控制血糖含量。它的瘦腰效果也相当显著。

『花草纤体茶』

◎配方：玫瑰+薄荷

　　品一口用玫瑰和薄荷浸泡的花草纤体茶，让芬芳的味道尽情萦绕在鼻息和唇齿之间，对身心两方面都会产生温和的作用。

◎功效：玫瑰有活血调经、刺激荷尔蒙分泌的功能，最适合血液流通不畅、代谢循环较差的女性。薄荷则有助消化并促进新陈代谢。

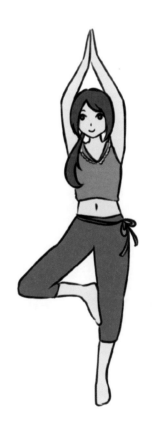

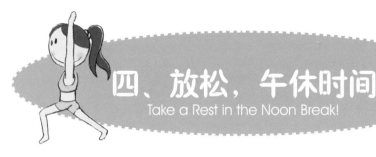

四、放松，午休时间
Take a Rest in the Noon Break!

「午休时间太鸡肋，
不够睡一个晌觉，
单纯发呆太无趣
不如抽空为身体加满油！」

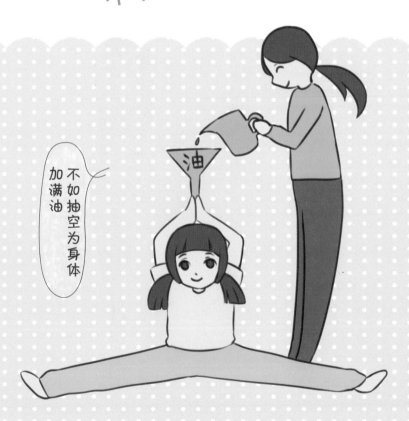

舌头放松法

动舌头，益肠胃。这可不是武侠小说里的隔山打牛功。平时舌头乖乖躺在嘴里，只有咬到它的时候才会疼彻心扉地感觉到它的存在。可是，在食道的连接下，它却与胃和横膈膜有着密不可分的关系。当舌头紧张时，它会阻碍横膈膜的活动度，导致吸气时，横膈膜不能完全降入腹腔。僵硬的舌头也往往会顶住牙齿或口盖。下面这个动作能滋润干燥的口腔，激发唾液的分泌，帮助消化。

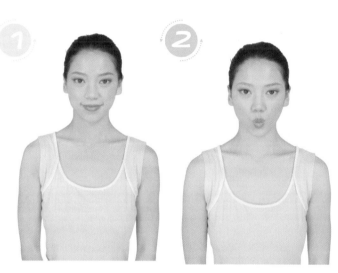

◎假想你的嘴里正含着一片柠檬，而你要用劲地从它里面吸出柠檬汁。在"这片柠檬"上吮吸大概30秒，重复两次这个练习。

让肠胃更强壮的小秘诀

生活作息紧张、工作压力大、饮食失常最易造成肠胃不适，引发消化性溃疡。因此平常要充分休息，避免熬夜及过度劳累，减少酒、咖啡、浓茶、可乐、可可、辣椒、胡椒等刺激性食物的摄取，甜咸适中、冷热合宜的食物最佳，并养成定时定量、少量多餐、饮食有度的好习惯。

对于肠胃不适的症状，可以食用行气健胃粥改善症状，以砂仁一钱、橘皮二钱、枳壳二钱、佛手二钱加水煎煮，滤汁去渣后，加入粳米100克及适量水煮成粥。一日内分2次服食。

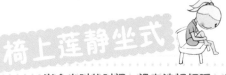

椅上莲静坐式

半个小时的时间，没办法好好睡一觉，但是不睡的话一下午都感觉蔫蔫的，午休时间就像是一个鸡肋。试试瑜伽静坐式吧，这个体式可解除紧张，消除胸闷与心浮气躁，使人心平气和。

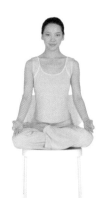

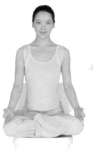

◎ 莲花坐姿坐在椅子上，挺直腰背部。

◎ 双手拇指与食指相触成环状，另三指并拢伸直，手心向上，形成智慧手印；将手印置放膝上，微闭双目做腹式呼吸，即吸气时将腹部向外凸起，呼气时腹部向内凹下。

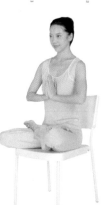

◎ 若仍无法心平气和，可试着将双手于胸前合掌，做腹式呼吸。

注意哦！

如果无法盘全莲花坐姿，取简易坐姿也可。

瑜伽手印

　　手印（梵文MUDRA）是指瑜伽修炼时手的姿势，又称为印契。不同的手印对身心的影响是不同的，各种各样的手印创造出接近神圣意记的特殊曲连接环。瑜伽手印象征特殊的愿力与姻缘，因此瑜伽修行者练习手印时，会产生特殊的身体的力量和意念的力量。这些手印非常有助于净化心灵。

『手指与手印』

　　手印的一切都与手指相关，每一手指都有神经末梢、能量和专有意涵。手指的概念赋予了手印治疗力。我们先看一下五个手指的含义：

★大拇指代表土和胃，情感上表现为忧虑。

★食指代表金、肺、大肠，情感表现为压抑、忧伤和忧愁。

★中指代表火、心、小肠、循环及消化系统，情感表现为急躁、轻率。

★无名指代表木、肝、胆和神经系统，情感表现为愤怒。

★小指代表水和肾，情感表现为恐惧。

『常用瑜伽手印』

◎智慧手印

<u>手印姿势</u> 双手食指尖抵住大拇指根部或拇指指尖，其他手指自然伸直并略微分开，手心向上。

<u>手印功能</u> 此手印代表把小宇宙能量和大宇宙的能量合一，即人与自然合一，可以让人很快进入平静的状态。

智慧手印

◎能量手印

<u>手印姿势</u> 无名指、中指和大拇指相扣，其它手指自然伸展。

<u>手印功能</u> 此手印可以排出体内的毒素，消除泌尿系统的疾病，调节肝胆机能的平衡。此外，能量手印对调节大脑平衡有显著效果，能让人更有耐心、真诚、充满自信，获得内在平衡与和谐。

能量手印

◎生命手印

<u>手印姿势</u> 大拇指、小拇指、无名指相加，其他两指自然伸展。

<u>手印功能</u> 可以增加活力，增强力量，消除疲劳和紧张。

生命手印

◎流体手印

<u>手印姿势</u> 大拇指和小拇指相加，其他三指自然伸展。

<u>手印功能</u> 可以帮助我们平衡流体，改善视力，缓解口干舌燥的现象。

流体手印

◎双手合十手印

<u>手印姿势</u> 即阴阳平衡手印，放在胸前做成冥想的姿势，手掌之间要留下一些空间，意味着身体和心灵的合一、大自然和人类的合一。

<u>手印功能</u> 此手印可以增加人的专注能力。

双手合十手印

◎秦手印

<u>手印姿势</u> 也称下巴式。手势掌心向下，大拇指和食指指尖轻贴一起。

<u>手印功能</u> 作用与智慧手印相同。

秦手印

◎禅那手印

<u>手印姿势</u> 两手叠成碗状，将拇指尖相连。将完成姿势的手放在踝骨上。这是比较古典的手印，意味着空而充满力量的容器。女性右脚和右手在上，男性左脚和左手在上。

<u>手印功能</u> 智慧手印和禅那手印是调息和冥想时最常用的手印，这也是希望灵性力量升华时经常采用的手印。它们有助于记忆力和注意力的提高，可以消除高血压、忧郁症、失眠等症状，让身体更和谐。

禅那手印

手心·贴合式呼吸

合掌是个神奇的动作，无论是基督教、佛教还是印度教都将它视为祈祷、祝福的姿势。印度人认为右手为神圣之手，左手为不净之手，若两手合而为一，则是人类神圣面与不净面的合一，故以合掌来表现人类最真实的面目，即是般若心经中之"不垢不净"的意思。在瑜伽理念中，双手合十代表阴阳平衡，意味着身心合一、天人合一，做这个手印能镇定精神、放松肉体，而在一紧一松的手部动作中，精神随之一张一弛，进而获得更彻底的放松。

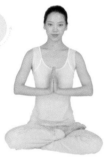

◎取半莲花坐姿，两手手心贴合，手指朝上放置胸前。

注意哦!

要加深练习效果，先从双手根部开始挤压，逐渐过渡到手心、手指，直到指尖。随着呼气，缓慢放松压力，也是从双手的根部开始放松。这个练习重复进行3次。随着经验增加，根据自身的健康状况，练习次数还能再增加些，也可以配合瑜伽唱诵进行练习，效果更为显著。

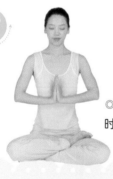

◎闭目，保持深沉、均匀的呼吸，体会身体的放松；吸气时，用力相互紧压手心，加深这一练习的作用。

瑜伽唱诵

在印度文明中，唱颂大约有五千年的历史了，一些精神修持者相信唱颂有非常大的效力，称唱颂是一种改变意识和觉知、提高精神、心灵和能量的最原始、最基本的方法。

现代声音疗法也认为声音的振动可以治疗疾病，减轻与消除身体层面的肌肉紧张，刺激腺体分泌腺液，抵抗病菌感染，调节神经系统的平衡，疏通身体各部分能量流动的阻碍，此外还能消除精神层面的紧张与压力，缓解内心的焦虑，从而从根本上消除引起各种身心疾病的深层因素，让身体以一种正确的节奏和韵律协调地运动，使身体、思想和精神达到真正的健康平衡状态。

轮盘式

　　扭动脖子，如果经常能听见颈部有细微的响声，伴随压痛感，暗示着你的颈椎已经开始僵硬了！坐直上身，头部向后仰，如果感觉颈椎处有明显刺痛感，你要警惕肩颈疾病的偷袭了哦。长期伏案工作、操作电脑的"坐坐族"大多会有肩颈僵硬的毛病，长时间维持同样的姿势很容易造成颈椎病、肩周炎等毛病。轮盘式通过双手抱胸、活动肩颈的动作，能有效缓解头、颈、肩累积的过多压力，起到舒缓压力的作用。

1

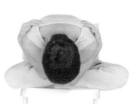

◎取半莲花坐姿，吸气，双眼微闭，下巴微微内收，上半身挺直，左手握住右肩，右手握住左肩，呈倒三角形，头向右旋转一圈。

2

◎吐气，头部以逆时针方向向下方旋转，带动上半身向前俯下，低头，腹部贴双脚。

3

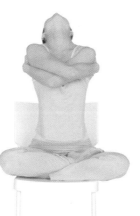

◎吸气，头部转回身体中央，下巴内收，然后头顶向斜后方延伸。重复以上动作4~5次。

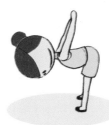

注意哦！

将头向上仰，需保持背部向上延伸，小腹需维持稳定内缩。请勿将下巴抬高，增加颈椎不必要的压力。

五、晚安，瑜伽！
Good Night, Yoga!

「只是在教你编织
最香甜的好梦。」

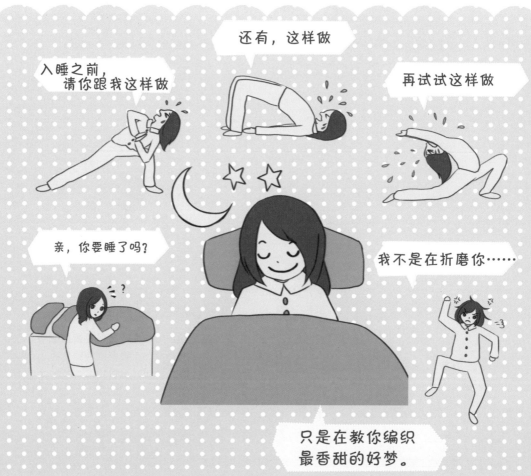

拜月式

女性与月亮之间向来有非常紧密的联系。借由每个月的经期，女性和月亮的能量产生共鸣，甚至在思想和精神上也会随着月亮的圆缺而受到不同程度的影响。拜月式是在拜日式的基础上变化而来的，可是与朝气蓬勃的拜日式相比，拜月式的体式更为细腻、温和、柔韧，非常适合女性练习。尤其是入睡之前练习该体式，对调整心理平衡，减轻压力，缓解焦虑、抑郁和改善睡眠有十分良好的作用。

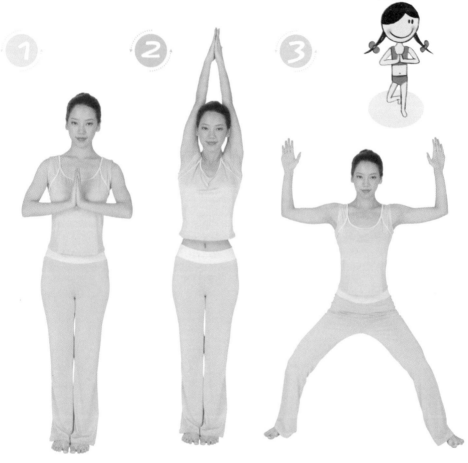

◎自然站立，双脚并拢，腰背挺直，双手合十放置胸前。

◎吸气，双手合掌向上抬起，双臂伸直，举过头顶，于耳侧夹紧，保持脊背和颈部伸直。

◎吸气，右脚向右迈一步，脚尖微微朝外；呼气时，膝盖放松，缓缓下蹲；下蹲的同时，手肘弯曲，小臂与上臂成90°角，上臂与肩同高，指尖朝上，掌心朝前。

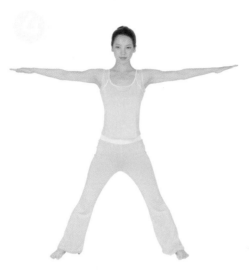

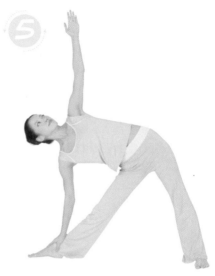

◎吸气，伸直双腿，双脚向下用力踏实站稳，大腿向中间用力收紧，上身和头部向上伸展；呼气，慢慢伸直手臂向两侧拉伸，保持姿势5~10秒。吸气时身体上下拉伸；呼气时放松身体和肩膀。

◎吸气，转动右脚指向右边，呼气，稳定双脚和左髋，伸展躯干向右侧弯屈，右臂向下延伸，扶住右脚，左臂尽可能向上伸展。

注意哦！

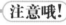

做这个动作时，脚要站稳，左腿伸直，背部放松，不要耸肩弓背。

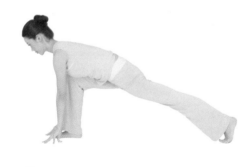

◎在下一个呼气时，屈右膝盖，身体转向右侧，小腹和胸部尽量贴紧右大腿，双手自然下落放在右脚两侧。

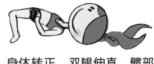

◎吸气，身体转正，双腿伸直，髋部向上延伸；呼气，以腰部带动上身向下弯，头部尽量碰触地面；双手可以抓紧双脚，以保持身体平衡；背部保持挺直。

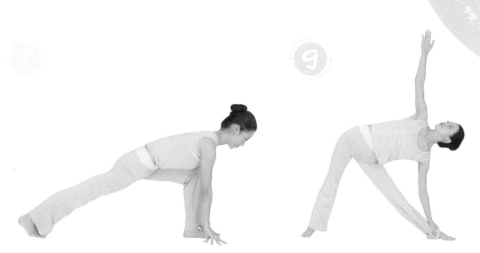

◎在下一个呼气时，屈左膝盖，身体转向左侧，小腹和胸部尽量贴紧左大腿，双手自然下落放在左脚两侧，右腿伸直。

◎吸气，转动左脚指向左边，右脚跟指向右边；呼气，稳定双脚和右髋，伸展躯干向左侧弯屈，左臂向下延伸，扶住左脚，右臂尽可能向上伸展。

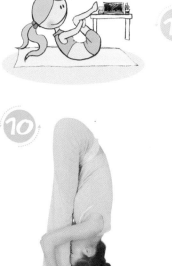

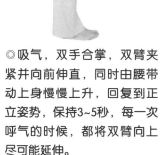

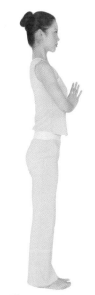

◎吸气，收右脚向左脚并拢，双腿伸直；呼气，由腰部带动上身慢慢贴近双腿，膝盖和背部挺直，头、胸、腹贴近大腿，保持姿势5~10秒。

◎吸气，双手合掌，双臂夹紧并向前伸直，同时由腰带动上身慢慢上升，回复到正立姿势，保持3~5秒，每一次呼气的时候，都将双臂向上尽可能延伸。

◎呼气，双手下落回放置胸前，双腿夹紧，腰背挺直，回到基本站姿。

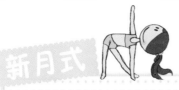

新月式

香奈儿说，一个不用香水的女人是没有未来的。换言之，一个不关注自己外表和身材的女人是没有前途的。临睡前，用一个简单的瑜伽动作伸展、塑造和调理双腿、胯部，让囤积了一天的脂肪燃烧。这个体式还能增加骨盆区域的血液供应，防止和缓解坐骨神经痛。

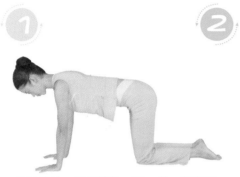

◎ 两膝跪地，双手撑地，腰、背、颈挺直成一条直线；小腿和脚背贴地。

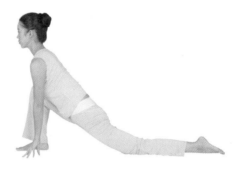

◎ 吸气，右腿上前一步，脚底踩地，脚趾指向身体正前方，右脚后跟放置于右膝的正下方，左腿伸直；呼气，上半身压向左胯前方，让左胯前端有拉扯感；双手放在右脚两侧，以保持身体平衡。

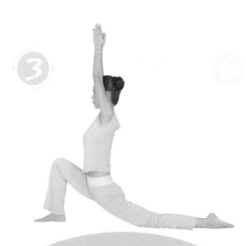

◎ 吸气，上身挺直，与双腿垂直；双臂向上伸直，于耳侧夹紧，双手于头顶合十；随着呼气，双肩下压，双臂尽可能向上延伸，使脊椎得到最大的伸展。

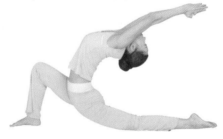

◎ 下一个呼气时，双手伸向身体后方，脊椎和头部随之向后仰，眼睛看向双手的方向，保持10秒。

注意哦！

在做新月式时，身体一定要保持平衡；伸展脊椎和手臂时，不要过分拉伸，以免肌肉拉伤；在整个过程中，尽量让胯部持平。

桥式

卵巢可谓是是女性永葆青春的关键。卵巢保养得好，可以使面部皮肤细腻光滑、白里透红、富有韧性和弹性，使胸部丰满、紧实、圆润，另外还能促进生殖和机体健康，调节雌性荷尔蒙分泌。桥式在强化卵巢和子宫机能有非常好的效果。临睡前练习这个体式，还能让你与爱侣之间的生活更和谐哦！

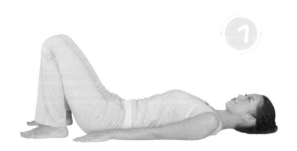

1

◎仰卧，膝盖弯曲，脚底着地；两脚分开，与肩同宽；双手自然平放在身体两侧，掌心贴地。

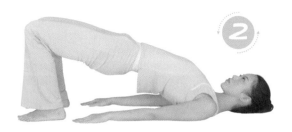

2

◎吸气，双脚向下压，并且在倾斜骨盆、抬起胯部时，把脊柱由下往上地从地面上抬起，直到体重均匀地分布到双脚和两侧肩膀上；同时，胸口朝下巴方向抬起；保持双腿平行。

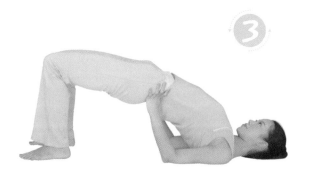

3

注意哦！

如果感觉腰背太吃力，可以弯曲手肘，用手支撑住腰背下端，大拇指放在腰的两侧。以此为辅助，这个体式就不那么难完成了。（图3）

蝴蝶式

蝴蝶式又叫束角式，它能增加胯部关节的灵活性，减轻荐骨和尾骨承受的压力，释放大腿、膝盖和脚踝的压力，调理生殖系统和膀胱，减轻经前综合征和经期间的问题，打开骨盘，有益孕妇分娩，同时还能滋养最底部的能源中心，温和地按摩生殖轮。

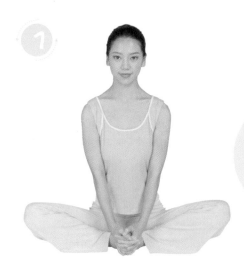

◎端坐，两腿膝盖弯曲，向身体两侧打开，两脚底相合，脚后跟尽量靠近会阴部；两膝尽量下压，靠近地面；用手抓住双脚或脚踝；肩膀打开，挺胸，向上伸展脊椎。

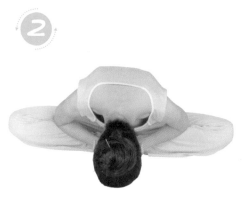

◎吸气，把脊椎和头部向上抬；呼气，屈肘向两侧打开，把膝盖向地面再下压一点；以头部带动上身下弯，尽量用额头碰触地面；头部、腰部和背部保持在一条直线上。保持姿势5~10秒，把注意力集中在打开的胯部和下压的膝盖上。如果想加强这个练习的效果，请轻轻收缩会阴。

注意哦!

高血压和心脏病患者请不要将身体全部前俯到地上，只需将脊椎前倾到45°角即可。经期做这个体式时，不要收缩会阴。

延伸婴儿式

一些瑜伽动作并不适宜经期进行，不过，下面这个动作可是专门为经期前和经期间量身定做的。它能缓解来自卵巢的压迫不适感，恢复荷尔蒙系统的活力，因此，对缓和经前和经期综合征效果非常显著。

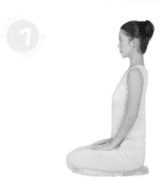

◎以雷电坐姿坐在脚跟上，脊背挺直，双手自然放于大腿上。

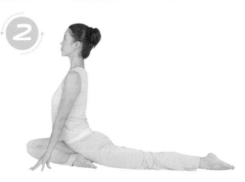

◎将双手放在双膝前方的地面上，以保持身体平衡；重心向前转移到双手上；一条腿向后伸直，脚背贴地面；一条腿仍保持屈曲，脚跟贴近会阴部。

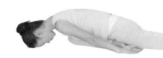

◎以头部带动上身前俯，额头点地，双臂放松放置于身体两侧，手掌朝上，保持这个姿势1~3分钟。以前额支撑身体换脚，然后再慢慢坐起来，回到雷电坐姿。

注意哦!

当前额点地、双臂放松时，整个身体也要随之放松，双手自然地略微弯曲，感觉髋关节和臀部正在放松和伸展，所有的拉力从伸直的腿中释放出来。

 大姨妈的好"闺蜜"——舒缓热姜茶

热姜茶能镇定神经、提振身体与心智，在特殊时期喝热姜茶特别能帮助舒缓不适。

切4~6片未去皮的老姜，放入450毫升水中煮约20分钟，直到水的颜色变为好看的茶色为止。依个人的口味，放入新鲜柠檬汁和适量的蜂蜜，充分调匀后即可趁热享用。

PART 4
那些年，那个角落，我们在练瑜伽

他们说，练习瑜伽要在这样的地方

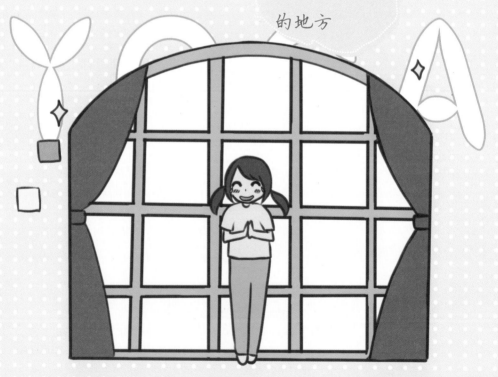

Here and There, Let's Do Yoga!

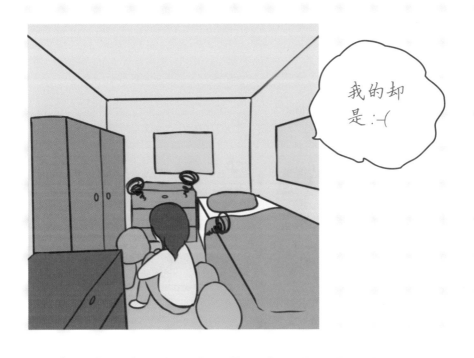

一定要去健身
俱乐部么?

拿什么拯救
你, 亲爱的瑜
伽?

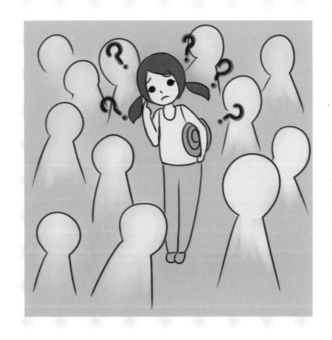

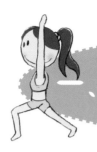

一、家务活时见缝插针的练习
Practice Yoga in the Intervals of Housework

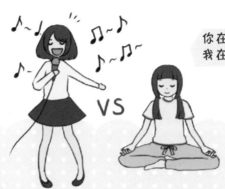

你在KTV一曲惊座，
我在吟唱心灵的赞歌。

你在馆子里山珍海味，
我在厨房尝试新的甜点。

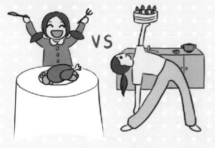

你震惊全场成为热舞
天后，我也在尽情舞蹈

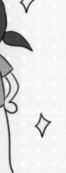

我是宅女，
这是我的骄傲！

蛙式

想要一个温馨、明亮、整洁的家，只好将自己埋葬在大大小小的家务活里，挥泪告别了那蓝天白云的运动场，爱干净的姑娘那颗忧伤的心你不懂啊……

下面这个瑜伽动作只需要在做家务的空隙中抽出一两分钟就能做到，它能增加通往身心的能量流，促使内在能量从骨盆区域向上流入心脏中心，还能平衡荷尔蒙分泌。放下你手中的扫帚，现在就开始吧！

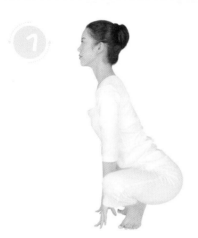

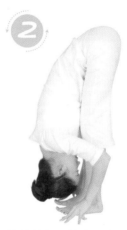

◎以山式站姿站立，双脚打开略与肩同宽，腰背挺直，双脚的脚跟靠拢，双脚掌略朝外张开；蹲下，尽量脚尖踮立，保持脚跟离地，双手臂放在张开的膝盖内侧，脊背挺直。

◎吸气，抬起髋部，伸直双腿，弯腰，让头部、胸腹尽可能靠近腿部，指尖依然扶着地面，脚跟稍离地；吐气，恢复蹲姿。反复起落一分钟后，恢复站姿放松。

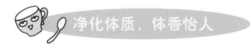

净化体质，体香怡人

家务操劳起来，难免忙出满头大汗，如果这时候身上还飘出阵阵汗臭，那真是太狼狈了！下面这款简单小食物帮你净化体质，做个香汗如兰的"宅美人"。

『山药燕麦粥』

效果：低脂高纤，远离汗味困扰。

材料：燕麦片1/2杯，山药丁1/4杯，枸杞子2大匙，脱脂鲜奶1/2杯，水1杯。

做法：1.将锅内放入1杯水煮开，加入燕麦片、山药丁，边煮边搅拌。

2.煮熟后，加入鲜奶及枸杞子，再煮开搅拌均匀即可。

壁式按压

将衣服倒进洗衣机之后，接下来便是漫长的等待时间。与其在沙发上发呆、吃零食，或者在电脑前百无聊赖，不如为女人的毕生事业而奋斗——美胸塑型。

下面这个体式能强化、调整胸部和上背部的肌肉，使胸部结实饱满，富有弹性。它还能帮助燃烧腹部与腿部的脂肪，使你的身材匀称、苗条、凹凸有致。

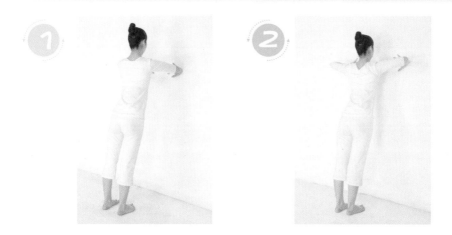

◎ 面向墙壁站立，双脚离壁40~60厘米，双腿伸直，腰背挺直，双手贴墙，与肩同宽，手肘朝外，手指朝内相向；吸气。

◎ 吐气时，弯屈手肘，让鼻子贴近墙壁；吸气时，直起手肘，回到准备动作。重复做5~10分钟。

乳房保健离不开的天然美食

『莴笋』

莴笋是传统的丰胸蔬菜，与山药、鸡肝一起食用，能调养气血、促进乳房部位的营养供应，还能改善皮肤的滋润感和色泽。

『木瓜』

木瓜几乎是人人知晓的丰胸明星，具有消食健胃、滋补催乳、调经益气、滋补身体的效果。

『核桃和松仁』

核桃和松仁富含维生素E和锌，尤其富含亚麻酸，可以延缓乳房衰老。

『黄豆、青豆和黑豆』

黄豆、青豆和黑豆都是有名的丰胸食品，富含蛋白质、卵磷脂等物质，而鸡翅膀富含大量胶原蛋白，与黄豆同食，对丰胸十分有益。

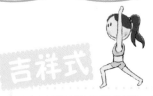

吉祥式

　　光洁明亮的地板，令人总有一种想在上面打滚、伸懒腰的冲动。来个瑜伽动作满足你！这个动作能提升你的性感指数，活化性腺，消除腿部赘肉，柔软颈椎，还能刺激雌性荷尔蒙分泌，改善不孕症或妇科病。多多练习，大有裨益哦！

1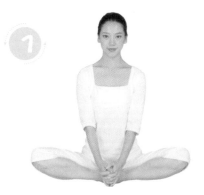

◎平坐，屈双膝，两脚掌相合，双手抓两脚；脚跟尽可能接近会阴部，上半身挺直，目视前方。

2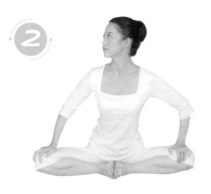

◎吸气，将双手放置膝盖上，微微抖动双肩，尽量把双膝再往下压一点，使其尽可能贴近地面；呼气，放松双肩，头慢慢转向左边；吸气，头回正；再呼气，头慢慢转向右边。一左一右为一次，重复3次。

3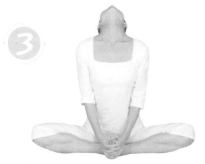

◎吸气，双手回到身体正中抓住双脚；头部后仰，腰部前挺，上身后弯，背部保持挺直。

◎呼气，臀部后坐，上半身前俯，双手再次分开，手掌贴地带动上身向前推，尽可能让前额或下巴点地。

注意哦！

上身前倾的时候动作幅度较大，请根据个人身体柔软度而定，切勿勉强，以免造成肌肉拉伤。在前倾之后，呼气，身体回到准备坐姿，将上半身向左右轻轻摆动20~30下，可以得到很好的放松效果。

站姿侧弯式

家里最不缺的就是桌椅板凳了，以它们为辅助物，能帮助你更好地完成瑜伽体式，得到显著的效果。利用椅子练习站姿侧弯式，腰部能得到更充分的伸展，加强腰部的柔软性与弹性；放松腰背肌肉，改善腰酸背痛等症状。经常练习这个体式，松弛的"游泳圈"也会不知不觉地消失哦！

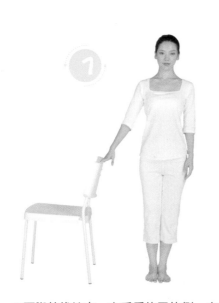

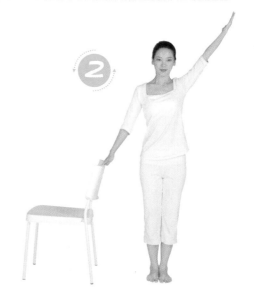

◎两脚并拢站立，左手垂放于体侧，右手扶椅背；头部放正，双眼平视，下巴微收，挺胸收腹，肩膀放松。

◎吸气，左手向左上方抬起，手臂伸直。

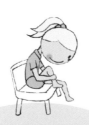

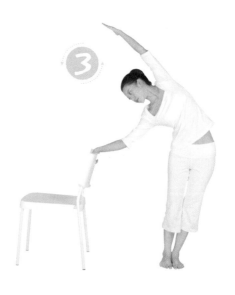

◎呼气，以左手带动上半身向右边侧弯，保持背和双膝不弯曲，感受左侧腰部的拉伸；当左手高于头部时，吸气，头缓缓转向右边；呼气，左手下压，两手注视右手；保持姿势5~10秒，换侧重复。

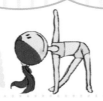

摩天式

很多家务活都是要弯腰驼背地完成的，忙完感觉人都矮了一截。所以，利用瑜伽动作，伸展脊柱、舒活筋骨，一定不能少。这个体式有助于促进脊骨的健康生长，有效缓解脊椎神经的麻痹感，对于解除怀孕初期孕妇后背肌肉酸痛的症状也非常有效。

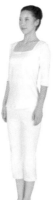

◎ 以基本站姿站立，两脚并拢，双臂自然垂放体侧。

◎ 吸气，双臂抬起，手臂伸直并于耳侧夹紧；两手相握，食指竖起贴紧；目视前方，颈、背、腰、臀保持在一条直线上。

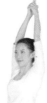

◎ 在下一个吸气时，身体在食指的带动下向上，脚尖掂立，脚后跟尽可能离地；呼气，脚后跟落下，身体放松。重复练习5~10次。

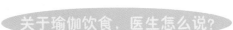

关于瑜伽饮食，医生怎么说？

很多瑜伽者担忧，古老的瑜伽学说与现代医学之间该如何抉择？其实这二者有不少理念是相通的，只是使用的语言不同而已。现在让我们听听医师们怎么说。

『中医医师说』

◎ 富含酵素，有助消化

在瑜伽饮食中，优格、乳酪和优乳酪是备受推崇的"美食之星"，被誉为上天赐予人类最好的食物，几乎对所有体质的人都有益处。中医医师表示，这些食物里都含有酵素，能够促进人体的消化功能，尤其对过敏体质或有过敏性疾病者裨益良多。

『营养师说』

◎ 多吃悦性食物，少吃变性和惰性食物

瑜伽饮食中将食物分为悦性、变性和惰性，提倡多吃悦性食物，如谷物、豆类、奶制品、温和的香料等；少吃变性食物，如肉类、咖啡、浓茶、汽水等；不吃惰性食物，如麻醉性饮料、烟、酒、鸦片、大麻、陈腐的食物等。营养师表示，五谷和果蔬都属于植物性食物，能为人体提供丰富的维生素、粗纤维、氨基酸、胡萝卜素等营养，搭配适当的蛋白质、钙质、脂肪等营养，人体所需的营养就已经充足了。

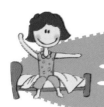

二、家务活之后的放松
Have a Rest after Housework

"神灯啊神灯，我要成为
天底下最美的宅女！"
"满足你的愿望！"

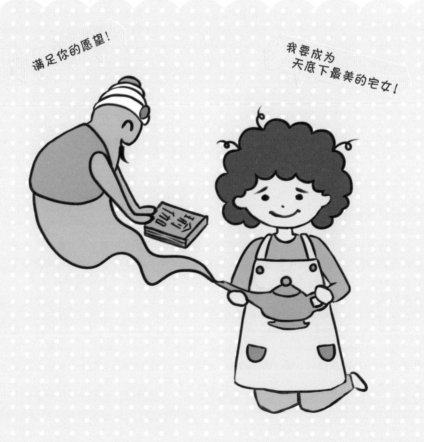

花朵式

一双灵巧的纤纤玉手，在经历了洗涤灵、漂白剂、消毒液、油烟污垢、灰尘抹布的重重磨砺之后，能扫出一屋的窗明几净，洗出一家人光洁如新的衣裳，也能做出一桌子可口的饭菜。但是面对这双慢慢变得干燥粗糙的手，再自豪的心情都会黯淡不少……

花朵式能放松僵硬的手指，促进手部血液循环，帮助双手恢复光洁、细腻、柔软。它还能改善手部冰凉的症状哦。

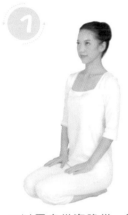 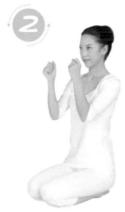 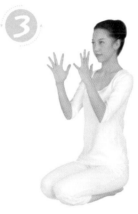

◎以雷电坐姿跪坐，臀部落在脚后跟上，脚背贴地。

◎上臂分开，与肩同宽；吸气，举起小臂，使双拳略比肩高，用力握拳。

◎呼气时，慢慢放开双手，五指用力张开；吸气时，再用力握紧拳头。重复练习10~20次。

健康美甲小秘诀

指甲与秀发一样都是皮肤的衍化物，属于无生命现象的角化细胞，因此在保养过程中常常被忽略。事实上，在指甲的根部，每时每刻都有许多新细胞在分裂成长，需要细心呵护，才能呈现健康美丽的外观。

『柠檬水VS甲皮粗硬』

将手指浸泡于柠檬水中5~8分钟，能软化甲皮，并提供深一层的清洁和杀菌，之后再进行甲皮修剪就轻松多啦。

『橄榄油与杏仁油VS指甲干硬或甲皮粗糙』

将手浸泡于温热的橄榄油或杏仁油中5~10分钟即可。

『醋与柠檬汁VS指甲易脆』

稍微浸泡于醋或柠檬汁中即可。

站立后弯式

挺拔的站姿无论何时都能给人一种充满活力和朝气的感觉，这可是最好的减龄法宝哦！下面这个简单的瑜伽体式能纠正不良站姿，柔软肩颈，有效预防五十肩、颈椎病。

 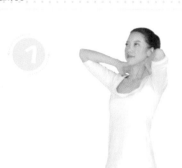

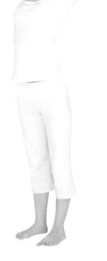

◎以基本站姿站立，双脚微微分开，腿和腰背都保持挺直；吸气，双臂抬起，手肘由上往后弯屈，双手交握，护住脖子；臀部夹紧。

◎呼气，肩部打开，上身尽量后弯，保持姿势5~10秒，做深呼吸。

如何避免习练瑜伽过程中出现头晕现象

瑜伽中有很多前屈、后仰的动作。练习者在完成动作时务必要依照"先髋部，再腰椎，再到胸椎，最后到颈椎"的顺序变动体位，不能简单地低头弯腰或用力向后仰。这就能避免因为动作不规范导致头部缺氧而出现的头晕、迷糊、呕吐的现象了。

其次，人们在练习瑜伽之前应空腹，但是很多瑜伽爱好者只有在下午5点多下班后才有时间练习，这样一来，不少练习者实际上处于长时间的空腹状态。这种体能上的准备不足也会造成头晕、头痛症状。为此，大家最好在练习之前用一点巧克力或者牛奶等食物充饥，以起到缓解作用。

练习瑜伽对人的呼吸有严格要求。练习者最好在完成动作的同时进行均匀、绵长的腹式呼吸。不过，有些初期的练习者将大部分精力放在如何完成动作上，忘记了配合呼吸，这也是出现头晕现象的原因之一。

大循环式

　　大循环式，顾名思义，就是促进全身血液循环、帮助身体新陈代谢的瑜伽体式。只要几分钟，就能轻松缓解身体水肿、手脚冰冷、乏力、代谢不畅等常见的宅人困扰。

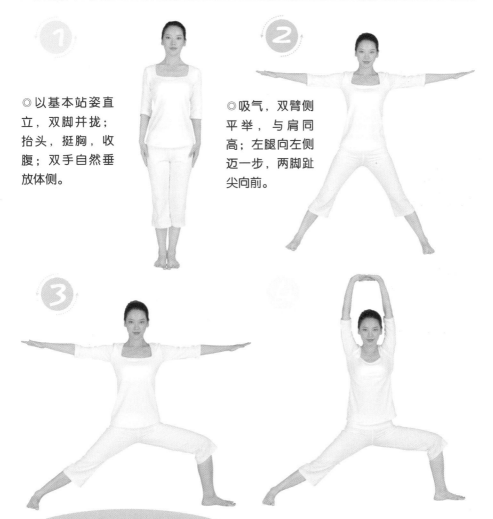

◎以基本站姿直立，双脚并拢；抬头，挺胸，收腹；双手自然垂放体侧。

◎吸气，双臂侧平举，与肩同高；左腿向左侧迈一步，两脚趾尖向前。

◎呼气，屈左膝盖，左脚尖指向左侧；右腿伸直，两腿成弓箭步。

◎吸气，十指交叉；呼气，手掌外翻，双手带动双臂举过头顶；呼气，手臂向右侧拉动，手肘尽量不弯曲；整个身体保持在一个平面上，保持姿势5~10秒后，身体回到正中，换侧重复。

前后拳击跳跃式

怀念少女时代嬉笑打闹、天真烂漫的时光。可是当再跻身一群女生之中，总感觉青春不再，想疯，想闹，却力不从心，不禁长叹一句："老了……"喂喂，别那么快给自己下结论嘛！用一个瑜伽动作，为身体找回青春活力，思维敏捷、活力四射、身手矫健，你也可以做到哦！

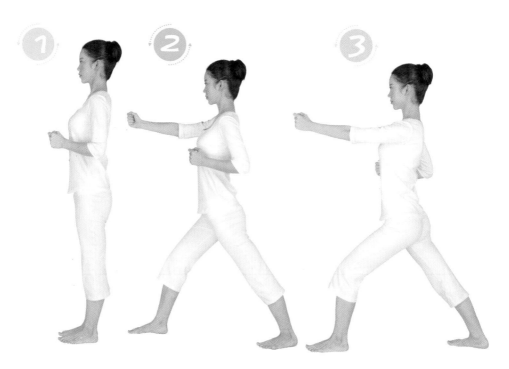

◎ 以基本站姿站立，双脚打开与肩同宽；双膝放松，略微弯曲；吸气，屈肘，小臂向上抬起，双手握拳，拳心相对，放置胸前。

◎ 呼气，将右手臂伸直，击出右拳，同时跳离地面；落地时，右脚在前，右膝略弯，左脚在后，左膝伸直；在出右拳的同时，左拳保持在胸部左侧。

◎ 吸气，跳跃回到准备姿势；呼气，出左拳，收右拳，左腿在前而右腿在后。

注意哦！

跳跃时，动作要轻快；出拳时，上身保持挺直。

十字交叉跳跃

家务可是体力活儿，没有一个强壮的心脏，一切都是浮云。十字交叉跳跃式属于有氧瑜伽，它可以强化心脏功能，改善新陈代谢，改善内分泌，增强免疫力，让你感觉轻盈、快乐。

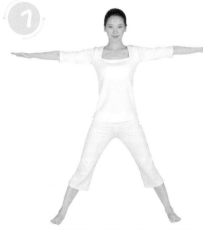

◎呼气，双脚同时跳跃离地，落地时双脚交叉，双膝略弯；同时，手臂伸直在胸前交叉。在下一个呼气时，双脚再次跳跃离地，回到准备姿势。重复练习8次。

◎直立，双脚打开略比肩宽，双臂平举与肩齐，身体重心稳稳地落在两脚之间。

注意哦!

跳跃时，身体和脚步都要轻快，速度适中即可。每次都需要换边交叉手臂和腿。

 瑜伽美食：日式栗子饭

看日剧、韩剧里那一道道香喷喷、营养丰富的早餐，回头看看自己那贫瘠乏味的包子馒头加豆浆，心里说不出的羡慕嫉妒恨。其实日式早餐也不那么难嘛，前一天晚上把材料下锅，给电饭煲定时，第二天在睡梦中就能闻到浓郁的栗子香啦！让浓香把美好的清晨唤醒，比闹钟强多了！

材料：米150克、栗子7~8个、酱油1大勺、米酒2大勺、味霖1大勺、盐1/3匙、黑芝麻1/2匙。

做法：

1.淘好米之后，用漏勺把米控起来，控20分钟左右，米就变得干爽了。

2.把米倒入饭锅，倒入适量的水（电饭锅标记的量就可以了），就这样泡一下，这段时间去收拾栗子。

3.把生栗子放入开水里泡10分钟；取出来之后，用刀在栗子底股上割一刀，栗子壳剥起来更简单。里面的涩皮用刀子一点点剥，耐心一点儿哦！

4.把剥好壳的栗子切成适当的小块，备用。

5.把酱油、米酒、味霖混合起来倒入饭锅里，搅拌一下，再摆上栗子，按照平时煮饭的方法煮就可以啦。

6.吃的时候，撒上盐和黑芝麻，就可以开动啦！不喜欢吃咸的，可以省略盐这一步。

手臂交替回旋式

这个动作有助于增强体力、清晰思路，对于肩关节也有一定的锻炼作用，能有效缓解因缺乏运动引起的肌肉酸疼症状。一套完整的前后弯屈动作约需15秒，持续用手臂绕圈1~2分钟，你会感到身体舒展了许多，手脚的血液循环也活络起来。

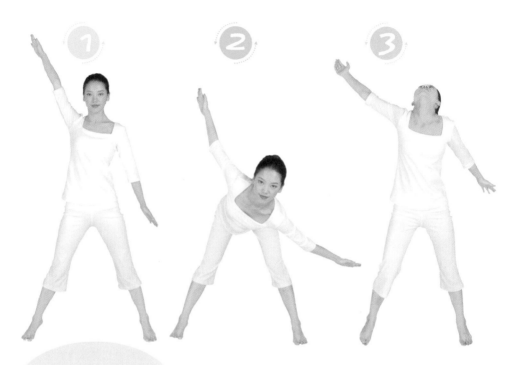

◎站立，双腿打开1米宽，双臂伸直，开始向后绕圈，先右臂，再左臂。

◎以腰部带动上身向前慢慢弯曲，手臂继续轮流绕圈。当上身与腿成90°角时，手臂继续轮流绕圈的同时，以腰部带动上身慢慢回到直立站姿。

◎保持手臂轮流绕圈的姿势，腰部带动上身向后慢慢弯曲；到达极限时，手臂继续绕圈，上身回到正中。

注意哦!

在整个过程中，手臂始终位于身体两侧外的位置，距离身体越远越好。

注意哦!

这个练习并无特定的呼吸形态，你可以在朝某个方向弯腰时吸气，在朝另一个方向时呼气。

三、读书、看电视时也可以做的瑜伽
The Yoga that You can Do whenReading and Watching TV

「"我先热身
运动一下……"」

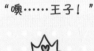

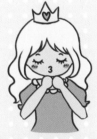
"噢……王子！"

美丽的公主，让我为你
献上充满爱意的吻吧！"

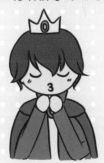

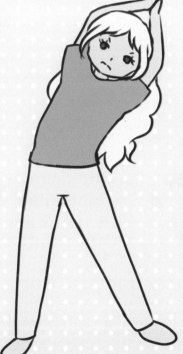

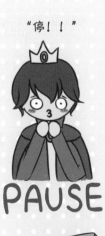
"停！！"

PAUSE

"我先热身
运动一下……"

起重机式

读书看报的时候，大脑很享受，脖子却很遭罪。一直低头充电，你考虑过脖子的感受吗？快疼惜一下你那任劳任怨、勤勤恳恳的脖子吧！下面这个瑜伽动作能促进颈部的血液循环，释放肩颈、腰背的紧张感，纠正不良坐姿哦。

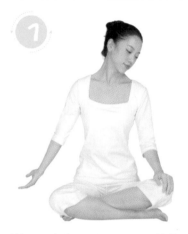

◎以简易坐姿盘腿正坐，双手自然放置双膝上；吸气，将右手向外推出，同时脖子向左侧弯曲；呼气，借助头部的重量，脖子略微施力，同时右臂尽可能远地向外推，使右侧颈部和左边肩周得到最大拉伸；目光自然地向左下方看。

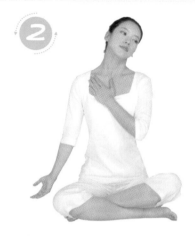

◎吸气，抬左手轻置右前胸锁骨下；呼气，左手略微施力，加大右侧肩颈的拉伸感。保持姿势5~10秒，吸气，放松回正，换侧重复。

瑜伽美食：红豆牛奶炖蛋

看到那些清淡寡味的瑜伽食谱，胃里那不安分的馋虫永远在骚动。来吧，发福利了！一碗甜蜜蜜、绵绵香的红豆牛奶炖蛋，让你从胃一直暖到心里。

材料： 鸡蛋3个，牛奶300毫升，淡奶油100毫升，熟红豆2勺。

做法：

1.鸡蛋用打蛋器打散，过一次筛，备用。

2.将牛奶和淡奶油混合，搅匀；将过筛后的蛋液倒入，搅匀后再过一次筛。

3.静置10分钟后，倒入容器中，蒙上保鲜膜，用牙签扎几个小孔。

4.冷水上锅蒸15分钟左右。

5.出锅，舀上两勺熟的甜红豆，红豆的分量可以根据个人喜好调整，就可以与家人朋友一起分享了哦。

双手敷眼式

眼酸吗？眼涩吗？眼睛又干又痒吗？想照一张美美的相片，却痛苦地看见照片上自己那双布满血丝的眼。透支眼力几乎成为现代人的普遍状态，如不好好保养，恐怕后果堪忧哦！双手敷眼式动作幅度非常小，无论是在家还是工作中都可以做。

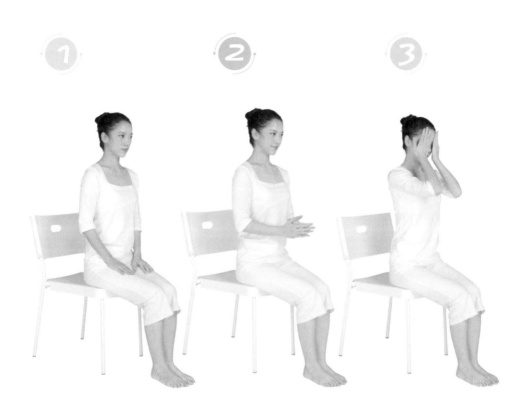

① ② ③

◎正坐在椅子的二分之一处，双脚并拢，腰背挺直，做深呼吸。

◎双手掌心用力来回摩擦，使其发热。

◎闭上双眼，将摩擦得发热的掌心轻轻贴到双眼上，感受从掌心传来的温度。可以来回多做几次，直到眼部的不适感得到缓解。

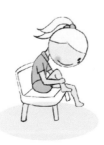

耳朵按摩式

当咀嚼肌处于严重紧张状态时，双耳也会受到影响。嚼了牛肉干、果仁等有嚼劲的食物之后，耳朵会因此紧张起来。另外，由于耳朵上有很多穴位，按摩双耳还能增进全身健康。读书、看报、看电视的时候，趁着双手空闲，给耳朵做个简单的按摩吧。

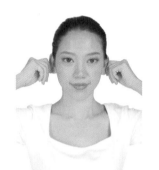

◎弯曲食指，大拇指和食指捏住耳朵，同时以较大的压力按摩双耳。按摩时间为60~90秒。

注意哦!

这个练习每天做一次就好。按摩时，请不要用力拉扯耳朵，更不要动用指甲掐耳廓，力道要适中。

 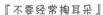

保护耳朵，远离耳疾

『不要经常掏耳朵』

适量耳垢能保护内耳不受外界侵害，多余的耳垢就让耳朵自己来清洁吧。

『环境和紫外线侵害』

外耳廓暴露于外界，因此易受侵害。早晨的护肤步骤中可别落下你的耳廓。

『耳环金属过敏反应及耳朵撕裂』

记得每晚睡觉前摘下那些沉重的耳饰。

『耳机噪音』

别让耳朵太劳累，请降低声音分贝，少用入耳式耳机。

『耳毛』

耳毛去除有风险，一不小心就可能会引起耳朵永久性损伤，所以除耳毛时，保证工具清洁、无菌，使用时一定要谨慎小心。

『粉刺』

耳朵可以自我分泌保护性油脂，也会因此发生毛孔堵塞。耳朵上的粉刺小疙瘩一段时间可能会自行消褪，但长在耳垂上或者耳道里的小泡泡有可能是囊肿，还是去找专业医生清除比较好，可别试图自己挤破它们。

莲花离地式

弱不禁风的林妹妹早已成为过去，身为一个新时代女性，必须练就一个惹火拉风的魔鬼身材和一个爷们儿般的强健心脏。下面这个瑜伽体式不仅能紧致腿部和臀部的肌肉，还能加强手腕、肘部、双臂的力量，帮你摆脱"病快快"、"药罐子"的旧貌。

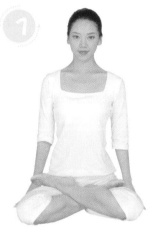

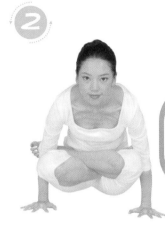

注意哦！

这个动作难度较高，请根据自身健康状况适当调整屏息时间，切勿勉强。

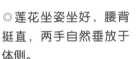

◎莲花坐姿坐好，腰背挺直，两手自然垂放于体侧。

◎手掌张开，稳稳地支撑地面；吸气，全身重量落于手掌和双臂，将身体抬离地面，保持屏息5秒；呼气，臀部慢慢落回原地，松开两手，全身放松。

瑜伽美食：活力茄子咖喱

外形颇似女性身材的茄子能为荷尔蒙分泌和生殖系统带来活力和健康。瑜伽过后，不妨来道健康的茄子美食。

材料： 中等或较大的茄子，中等大小的洋葱2个，中等大小的番茄2个，稍辣的红椒1~2个，印度咖喱粉1/2分茶匙，姜片、新鲜的香菜各少许。

做法：

1.将茄子放在烤箱或微波炉里，以175℃温度烘烤15分钟。

2.将洋葱切成薄片，姜片切成细丝，番茄去皮并切块，红椒切块。

3.将洋葱炒成褐色，放入锅中，然后放入事先准备好的姜、番茄、红椒、印度咖喱粉和盐进行调味，加盖小火焖煮5~10分钟。

4.将茄子去皮，搅拌茄肉后，加进锅里炖5分钟，撒入新鲜的香菜，搭配热米饭，即可上桌。

反手莲花式

这个瑜伽体式能拉伸并强化肩关节、肩部肌肉和韧带，帮助打开胸部和肩膀，提高肩关节的灵活性。由于这个体式难度较大，请务必先保证充分热身、韧带和筋骨已经打开后再练习。

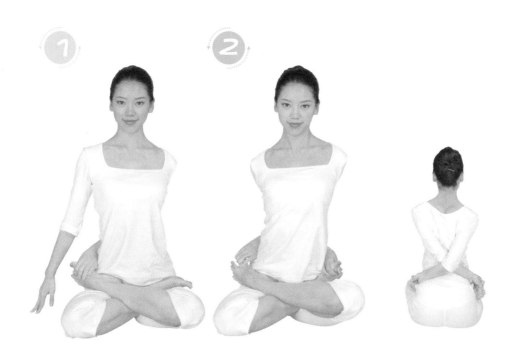

◎ 全莲花坐姿，腰背挺直；吸气，身体微微前倾，左手绕过身后抓住左脚趾，右手伸直，指尖触地。

◎ 下次吸气时，右手绕过身后抓右脚趾；保持姿势5秒，脊椎尽量向上延伸。

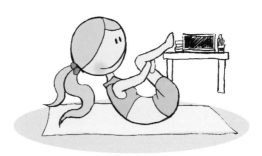

海狗式

　　很多瑜伽练习者都对这个体式特别钟爱，因为它"看起来很厉害"，有一种地道的"瑜伽范儿"，也因为它练习起来实在是非常舒服。这个动作锻炼到的部位比较多，尤其是手臂、肩膀、腰部、背部都可以得到充分的拉伸，又因为它的姿势比较特殊，可以让血液流到日常生活中不常锻炼到的部位，练习过后，全身都会感觉轻松很多。这个"看起来很厉害"的体式其实难度并不大哦！

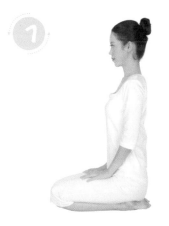

◎以雷电坐姿跪坐于地面，腰背挺直，双手自然放在大腿上。

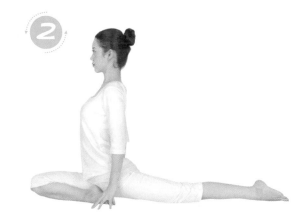

◎吸气，弯曲右脚，置于会阴处；左腿向后伸直；两脚背贴地。

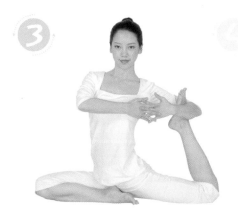

◎在下一个吸气时，用双手抬起左脚，左臂绕过左脚与右手在体前交握，呼气。

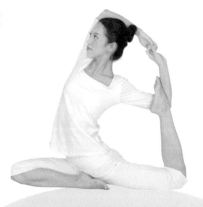

◎吸气，双手保持交握的状态，右手手肘绕到脑后，拉伸右臂与右侧腰部。腰背挺直，保持姿势5~10秒，吸气还原到准备动作，换侧重复。

四、个人美体养生时
The Yoga for Your Leisure Time

「谁说宅女成不了
气质高雅的女神？
谁说深闺养不出
性感与妖娆？
代表宅女，给你证明！」

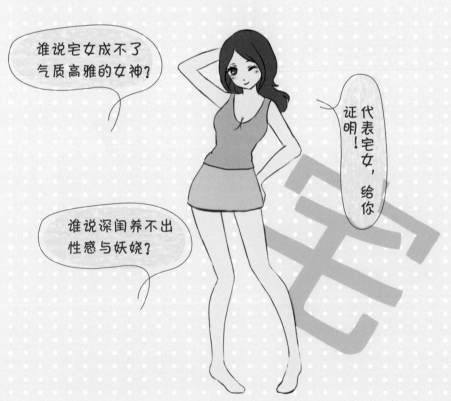

雷电坐鱼式

城市生活单调枯燥，生活模式千篇一律，负面情绪无处宣泄，这些都容易导致性趣缺失、身体迟钝。利用瑜伽体式，美化身体线条的同时，调节荷尔蒙的分泌，恢复身体机能，强化性功能，提高性敏感度，为你找回"性"福生活。

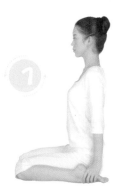

◎以雷电坐姿跪坐，双手握住双脚的脚底。

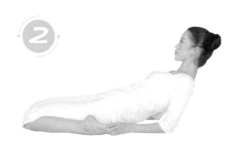

◎呼气，身体慢慢后倾，手肘支起，撑在身后的地面上，保持姿势5~10秒。

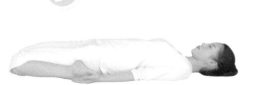

◎下一次呼气时，将身体完全下放到地面，闭目休息，双肩放松；双手自然置于体侧，掌心朝上；随着每一次吸气时，将臀部收紧、胸部挺起，呼气时放松身体，以此重复练习1~2分钟。

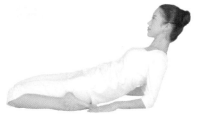

◎吸气，以腹肌带动上半身上抬，轻柔地以手肘支撑起身体，慢慢将上身抬起。此时脖子请不要太紧张，尽量保持放松。

◎ 回到雷电坐姿，双手自然垂放体侧，完全放松。

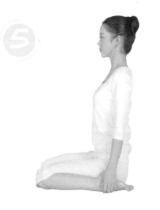

莲花坐鱼式

这个瑜伽体式能刺激脑下垂体，强化心肺功能，调整甲状腺并促进雌性荷尔蒙分泌，强化女性卵巢、子宫等生理器官的机能，并有健胸、收腹等效果。

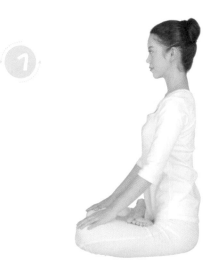

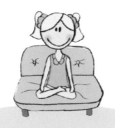

◎以全莲花坐姿盘腿正坐，双手自然放在双膝上。

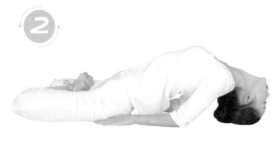

◎吸气，以手肘做支点，将上半身慢慢后躺；当身体贴合地面后，呼气，将背部拱起离地，颈部后弯，头顶着地，使脸部尽量与地面保持垂直。

◎吸气，合掌在胸前，将意识集中在喉部；呼气，双手慢慢向头部前方的地面延伸，目视指尖，保持姿势5~10秒；吸气，双手慢慢收回胸前，还原仰卧的姿势。

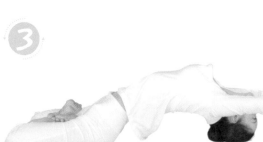

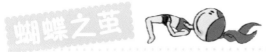

蝴蝶之茧

肉嘟嘟、圆滚滚的小肚子是许多漂亮衣服的大敌，想摆脱它却不是那么容易。它与胖瘦其实没有直接关系，如果平时久坐少动，那么即使再瘦的人，肚子上那一圈肉也是如影随形的。这个瑜伽体式专门针对腹部问题，有紧实腹肌、美化腹部线条、强化腹部内脏的效果。

① ②

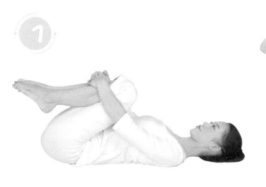

◎仰卧，背部贴地，双腿弯曲，双手抱膝，膝盖贴紧胸部，做深呼吸。

注意哦！

如果希望提高难度，可以将双腿以90°角伸直，然后再慢慢将双腿收回至胸前。

◎呼气，双臂向两侧打开，与肩平齐，贴紧地面，掌心贴地；吸气，以腹部的肌肉控制双腿伸直上抬，与身体约成60°角；呼气，双腿慢慢收回，膝盖放置胸前，吸气时再伸直上抬，如此重复练习，坚持1~3分钟。

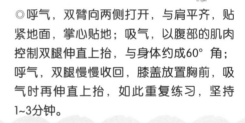

橙皮龙眼苹果茶养颜温胃消积食

现代人饮食不规律，又缺乏运动，食物聚积胃中难消化，引起消化功能紊乱，出现腹胀、厌食、皮肤发黄、下身肥胖、便秘等症状。喝一杯消食水果茶，可以让积食一扫光。

材料： 橙皮5克，龙眼30克，苹果1个。

做法：

1.橙皮用清水洗净，切成细条备用。

2.龙眼用清水洗净，备用。

3.苹果洗净，削去外皮，切成小方块。

4.将橙皮、龙眼、苹果置入保温杯中注入沸水，约半小时后饮用。

曲线扭转式

拥有完美的S形曲线女人，永远对男人有致命的诱惑力，而这完美的曲线很大程度决定于纤细柔美的腰部。这个瑜伽体式能塑造腰部线条，减少腰部多余脂肪，强化并灵活脊柱。

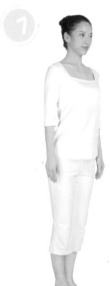

① ◎ 以基本站姿直立，双脚并拢，双手自然垂放体侧，腰背保持挺直。

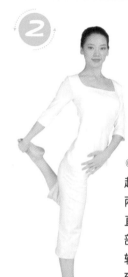

② ◎ 左小腿向后弯曲抬起，右手抓住左脚，两膝相合；右手臂伸直，左手放在右侧髋部；呼气时向右侧扭转，感受左侧腰部得到拉伸，保持姿势5~10秒，换侧重复。

甩掉腰部赘肉的小秘诀

『沐浴按摩』

淋浴时，使用沐浴海绵从脚尖开始，以画螺旋的方式边按摩边朝心脏洗刷，帮助去除体内淤积。

『泡澡促进循环』

在浴缸内放洗澡水，约至膝盖的高度后，滴入几滴具有防浮肿效果的精油，如薰衣草、杜松等；坐入浴盆中，让腰部以下的身体都泡在水里。此时，你可以读一读喜爱的书，听听音乐，静静浸泡20~30分钟，让身体发热，促进下半身的血液循环，起到燃烧脂肪的作用。

『配合运动』

每日仰卧起坐5~10分钟能有效紧致腹肌，强度可根据个人体能调节。若时间允许，摇呼啦圈也是不错的选择，但要持之以恒地练习。

美腿式

　　长腿美眉穿什么都好看，身材也显得格外高挑出众。其实只要腿部肌肉紧实、有弹性、匀称，哪怕不太纤长的腿，一样能性感诱人。现在就来练习一个美腿的瑜伽体式，它能使腿部肌肉紧实、有弹性，腿型优美。

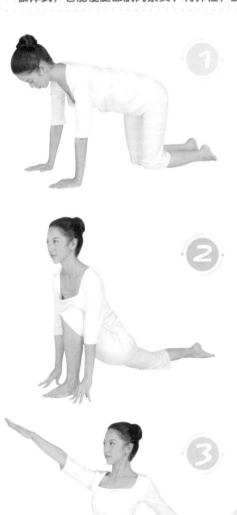

◎四肢撑地，手臂与大腿垂直于地；双手打开与肩同宽，手指尖向前，脚尖朝后；颈部、背部与腰部放平。

◎吸气，左腿向前跨一大步，左脚放在两手之间；呼气，右腿伸直向后延伸，右脚背贴地，脚尖朝后。

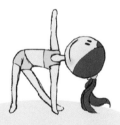

◎吸气，抬起右小腿，用左手抓住右脚；呼气，右手臂向前方延伸，保持身体稳定，姿势保持5~10秒，换侧重复。

蜜蜂式

现代人生活压力大，加上三餐不正常，偶尔又没管好自己的嘴，肠胃难免要闹情绪。除了充分的休息外，还可以利用瑜伽体式来强化肠胃机能。练习蜜蜂式能使腹部得到伸展和按摩，具有强化肠胃、消除胀气的作用。同时尽量上抬上身的动作能刺激腰颈，可以调节自律神经，促进血液循环。

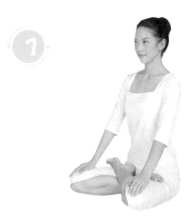

◎以全莲花坐姿盘腿坐正，双手轻放于大腿上，做深呼吸。

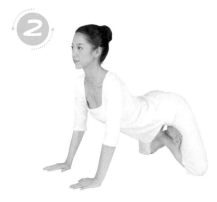

◎吸气，臀部离地，双膝着地，双手伸直撑地；腰部下压，头部带动上身上抬。

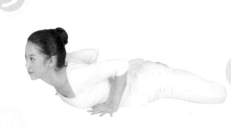

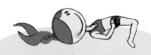

◎呼气，双手肘弯曲，身体慢慢伏地。

◎吸气，双手绕至身后，在背后合掌；呼气，头尽量抬高，保持姿势5~10秒。

注意哦！

如果盘全莲花腿太勉强，可改为半莲花坐姿；双手如果无法在背后合掌，直接放在腰部即可。

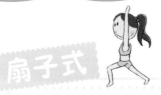

扇子式

整天待在室内，"家里蹲一族"会经常感觉昏沉沉的，脖子和颈肩一动就嘎吱嘎吱响。扇子式可以强效扩胸与松肩，消除肩颈僵硬，矫正脊背不正、驼背等不良姿势。

①

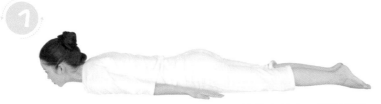

◎俯卧在地上，下巴着地，双手自然放在体侧，掌心贴地，做深呼吸。

②

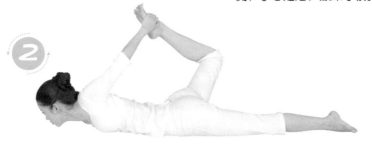

◎吸气，屈右膝，右脚抬高并跨向左侧；左手握住右脚，呼气。

③

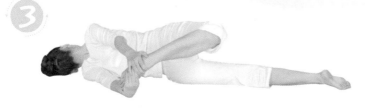

注意哦！

练习这个体式时，请放松脖子，整个练习过程中，头不要抬离地面。

◎吸气，身体侧翻，面向右边，右手伸直，同样握住右脚，保持姿势5~10秒；呼气，身体放松，回到准备姿势，换侧重复。

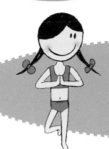

五、情侣瑜伽
Couple Yoga

「我不要大房子
也不要大宝石
亲爱的
我只要你陪着我
健康，相爱，到老」

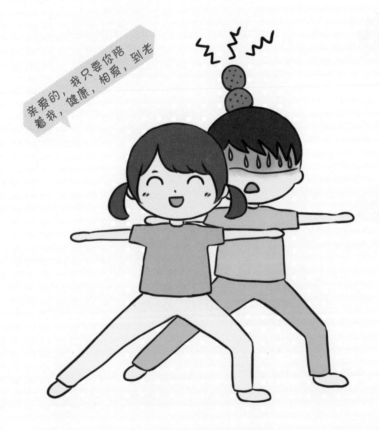

亲爱的，我只要你陪着我，健康，相爱，到老

双人犬式

这个体式就像给两人都同时做了个按摩，能有效柔软肩膀和腰背肌肉，刺激腰部穴位，强化肠胃功能，有益身体健康。另外，它还能矫正弯腰驼背等不良体态，让男士潇洒挺拔、女士亭亭玉立。

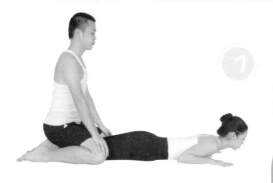

1 ◎女性俯卧，双脚略打开，双手置于胸侧；男性以雷电坐姿跪坐在女性的脚踝处。

注意哦！

男性在上身后仰的过程中，手臂不要刻意用力，更不能突然大力地去拉扯对方的手臂，应该是以自己上身的后仰带动她的上身后弯。

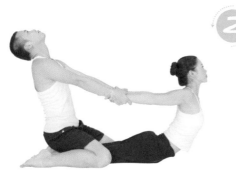

2 ◎吸气，女性把双手往后伸，与男性的手腕互握，两人的双臂都要伸直；呼气，男性上身慢慢后仰，顺势带动女性上身后弯，保持姿势5~10秒，回到准备动作。重复3~6次。

最健康的作息时间表

7:30 起床	7:30~8:00 洗漱、护肤	8:00~8:30 早餐时间
9:30 开始一天中最困难的工作	10:30 让眼睛离开屏幕，休息一下	11:00 黄金水果时间，吃个水果吧！
13:00~14:00 有午休的习惯不易老	17:00~19:00 锻炼身体	23:30 上床睡觉

双人压肩式

看到他无精打采地下班回家，哪怕一大桌色香味俱全的菜也无法慰藉那疲惫的心。别责备他忽略了与你的沟通，也别抱怨他总是赖在沙发里、面无表情地对着电视机，他只是太累了……不如让他陪你做一个瑜伽体式，释放精神压力，舒展疲倦的肩背和胸部，甩掉压力，为两人的身体都注入活力吧！

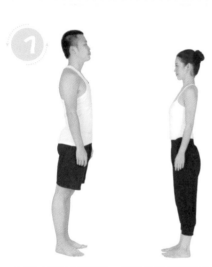

◎两人面对面站立，距离以双方的手可以相握为宜。

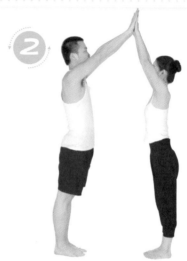

◎吸气，两人的双臂向上伸直，双掌相贴，形成一个倒V字。

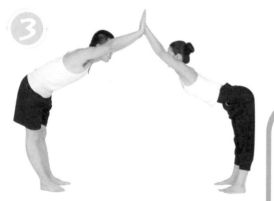

◎呼气，以对方的手掌为支撑点，腰部带动上身往下压；到达极限时，保持呼吸，吸气时略微放松身体，呼气时身体再次往下压一点；保持姿势5~10秒，充分舒展腰背肌肉；吸气，回到准备姿势，放松身体。

注意哦！

这个瑜伽体式并不复杂，最适合思维模式简单直接的男士。由于两人的柔韧性不同，当上身下压时，请时刻关注对方的感受。如果你的他已经到达身体极限了，请不要再强势下压哦，保持姿势，配合吸气与呼气，身体稍微下压、放松就能达到很好的锻炼效果。

许愿树式

这个动作能很好地提升个人气质，增强身体平衡感，增强体质，提高睡眠质量，还能增进双方感情。动员你的他一起做瑜伽吧，像两棵树一般快乐成长，此生相伴。

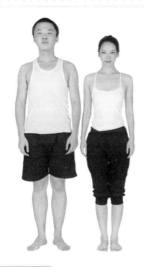

◎两人并肩站立，双手自然垂放体侧。

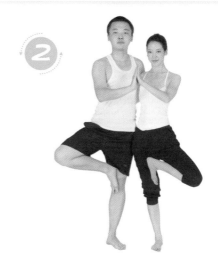

注意哦！

在双掌相合、施力互推的时候，力道要适中，速度要缓慢，以免你的爱侣猝不及防、被推倒在地上，那可就糟糕了。如果无法做到将脚心抵住自己的另一大腿根部，也可以抵住大腿内侧。

◎吸气，两人将各自靠近对方的手臂绕至身后，抱紧对方的腰；在下一次吸气时，抬起靠外侧的腿，将脚心抵住自己的另一大腿根部；同时，靠外侧的手抬至胸前，与对方的手掌相合；呼气，在保持身体平衡的前提下，双方相合的手掌施力互推。保持姿势5~10秒。

🍬 月亮中心：一定性福的小秘诀

根据瑜伽学说，每一位女性都拥有8个月亮中心，这是特别敏感之处，当这8个中心被亲吻和爱抚时，就会激发她的性欲。这8个月亮中心分别位于女性的秀发、双唇、双耳、后颈、乳房、肚脐、下背部和大腿内侧。爱抚时从顶部的月亮中心开始，逐渐向下移动感觉会比较自然，但是请记住，卿卿我我之际，不需要"教科书式"的死规则。

双人战士式

这个体式能增强练习者的信心，增加体内能量。在练习中能感受两人合二为一的默契和融洽，释放体内紧张情绪，增强体力和耐力，同时改善身体柔韧性。

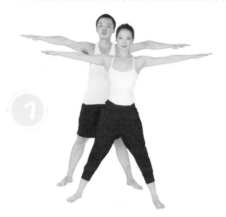

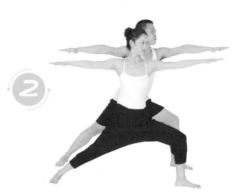

◎双人站立，女性在前，男性在后；双臂向体侧平举，与肩同高，掌心向下；双脚打开，略比肩宽。

◎吸气，身体转向左侧，左脚随之左转；屈左膝成90°角，右腿伸直。目视左手指尖，保持姿势10秒。

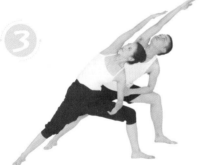

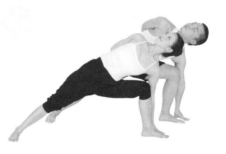

◎呼气，左臂放下，屈肘，小臂自然置于左大腿上；右臂伸直上抬，向头部斜上方拉伸，目视右手指尖；随着每次呼气，右手再向斜上方拉伸一点，吸气时放松身体。保持姿势10秒。

◎呼气，左手撑地，平放在左脚后的地面；右手放下，绕至身后，手背与小臂贴紧腰部；胸部向前挺，展开肩胛骨，脊柱尽可能转动，头部向上，目视上方。保持姿势10秒，换侧重复。

注意哦！

这个体式步骤较多，而且对身体的柔软度有一定要求，适合有一定瑜伽基础的练习者。想要这个体式做得和谐一致，需要两人间心照不宣的默契配合。考验你们默契的时刻到了！

乌鸦式蹲姿

这个体式的步骤很简单，而且无需配合呼吸，两人可以在轻松的交谈中完成，是闲暇时间绝佳的锻炼方式。它可以伸展并调整臀部、下脊椎和腿部肌肉，激活下半身几个脉轮的能量，促使其循环至上半身的脉轮，增进全身能量循环，为身体补氧，强化心脏机能。

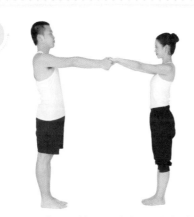

◎ 两人面对面站着，双脚打开略与肩同宽；两人双手相牵，双臂伸直；凝视彼此的目光。

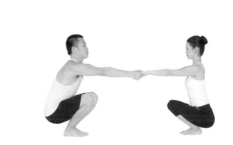

◎ 弯曲双膝，一起蹲下，让臀部接近地面，身体自然向前靠；保持姿势10秒后，回到站姿。动作重复练习3分钟。

芳香精油瑜伽也可以如此浪漫

精油向来是瑜伽的最佳伴侣。在练习时，淡淡的精油香能让体式更舒展、身心更沉静，而瑜伽之后，情侣之间的精油按摩则是驱走疲劳、为感情升温的不二选择。

『香薰营造浪漫瑜伽氛围』

配方 玫瑰精油2滴+依兰精油1滴+橘精油3滴

用法 放入香薰炉中蒸熏，或者滴入加湿器里随水雾散发到空气中。

『精油按摩提升甜蜜指数』

配方 30毫升荷荷芭油+4滴玫瑰精油+2滴茉莉精油+3滴佛手柑精油+1滴依兰精油（注意：有的人会对依兰的浓郁花香产生恶心的感觉，可以将依兰换成檀香精油）

用法 按摩一般从背部开始，两手放在臀部上方的脊椎骨两侧，手掌朝下，沿椎骨两侧向肩膀移动。到颈部时，双手向外，一面按摩两肋，一面按摩肩膀，再回到起点。按摩时必须一气呵成，中途切勿停止。

按摩时，力道可视需要而有不同，较快较重的按摩如搓揉、拍击可提振精神，而轻柔的抚触、按压则可消除疲劳或帮助睡眠。

图书在版编目（CIP）数据

随时随地：宅人的懒瑜伽/陈莉容编著. -- 成都
: 四川科学技术出版社, 2013.9
ISBN 978-7-5364-7685-1
Ⅰ.①随… Ⅱ.①陈… Ⅲ.①瑜伽－基本知识 Ⅳ.
①R247.4
中国版本图书馆CIP数据核字(2013)第142677号

随时随地：宅人的懒瑜伽

出 品 人	钱丹凝
编 著 者	陈莉容
责 任 编 辑	王 勤
封 面 设 计	◎中映良品（0755）26740502
责 任 出 版	周红君
出 版 发 行	四川出版集团·四川科学技术出版社
	地址：四川省成都市三洞桥路12号　邮政编码：610031
	网址：www.sckjs.com　传真：028-87734039
成 品 尺 寸	230mm×170mm
印 张	8
字 数	145千字
印 刷	深圳市华信图文印务有限公司
版次/印次	2013年9月第1版　2013年9月第1次印刷
定 价	29.80元

ISBN 978-7-5364-7685-1